Infrarot – eine neue Perspektive in der Gesundheits-vorsorge.

Wissenswertes aus Wissenschaft und Praxis

ISBN: 978-3-7088-0450-7

Herausgeber: Luis Schwarzenberger
Autor: Luis Schwarzenberger, Co-Autor: Prof. Hademar Bankhofer
Grafik: A/Clodi & Partner Werbeagentur GmbH, Petersbrunnstraße 19, 5020 Salzburg
Lektorat: TransWrite – Erika Krammer
Fotos: Nina Hintringer, Homolka, photos.com, Physiotherm, Physiotherm-Partner, Menie Weissbacher
Druck: Friedrich VDV Vereinigte Druckereien und Verlagsgesellschaft MBH & Co KG

4. Auflage, Printed in Austria, Februar 2011

Infrarot – eine neue Perspektive in der Gesundheits-vorsorge.

Wissenswertes aus Wissenschaft und Praxis

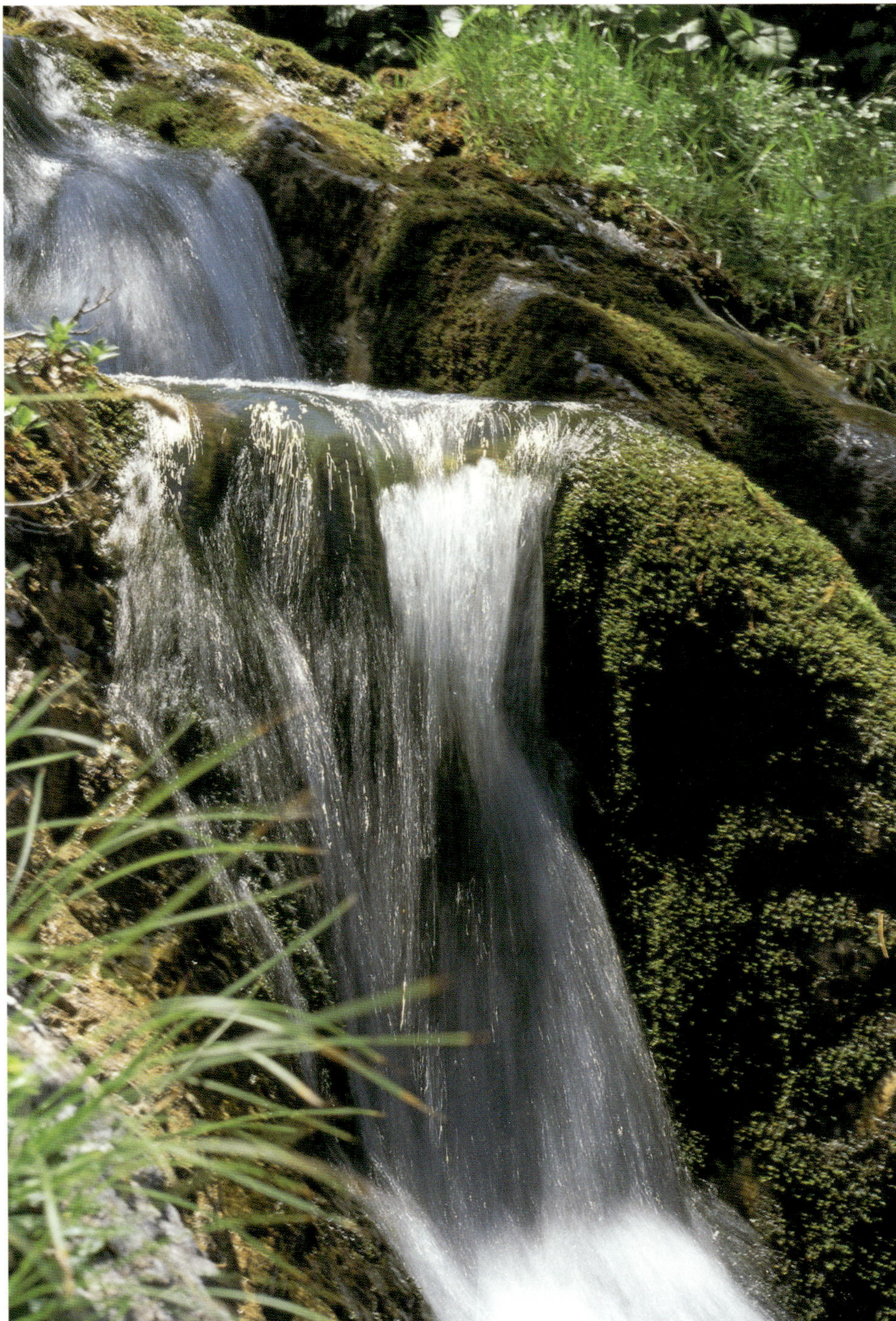

Danksagung!
Durch das professionelle und konstruktive Zusammenspiel vieler Personen wurde in den letzten Jahren Großartiges geschaffen. Vielen Menschen wurde und wird dadurch ein Mehr an Gesundheit und Lebensqualität ermöglicht. Es ist mir daher eine große Freude und Genugtuung zu sehen, dass sich mein Lebenstraum auf eine wunderbare Weise erfüllt hat.

Mein Unternehmen ist voller exzellenter Menschen. Ich möchte an dieser Stelle all jenen Wegbegleitern meinen tiefsten Dank aussprechen, die an diesem Erfolg beteiligt sind und mich immer unterstützten. Den vielen treuen Mitarbeiterinnen und Mitarbeitern, allen voran meinem Partner, Freund und Geschäftsführer Ing. Josef Gunsch. Er und jeder einzelne Beschäftigte hat sich für meine Vision und Idee eingesetzt und damit Physiotherm so herausragend am Markt positioniert.

Ein großer Dank gilt auch meinem Mentor und Freund, dem Philosophen Harald Wessbecher, der mir die Bedeutung von Begriffen wie „Schicksal", „Vertrauen", „Dankbarkeit" und „Freude" lehrte. Vielen Dank an den Erfinder Hans Opitz, der mich bei der Entwicklung meiner Kabinen tatkräftig unterstützte.

Aber ohne Dr. med. Otto Pecher, international anerkannter Infrarotexperte, wäre dieses Dossier wohl nie zustande gekommen. Es war ein absoluter Genuss zuzusehen, mit welchem Über- und Weitblick er daran arbeitete. Natürlich möchte ich die Gelegenheit nutzen, den tausenden Kunden für ihr Vertrauen zu danken. Durch sie wurde unser wirtschaftlicher Erfolg erst möglich.

Nicht zuletzt gebührt meine niemals endende Anerkennung und Dankbarkeit meiner Frau Dorothe und meinem Sohn Leon. Sie gaben mir Kraft und Rückhalt, waren der Ruhepol in schwierigen Zeiten und zeigten viel Toleranz, insbesondere in meiner Anfangszeit mit unzähligen zusätzlichen Arbeitsstunden.

Inhalt Praxis

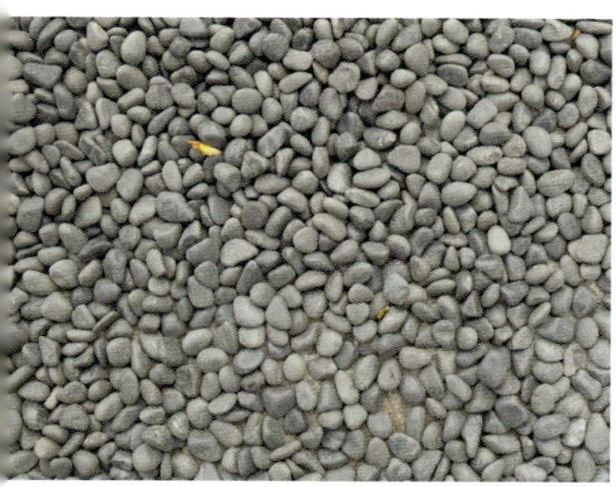

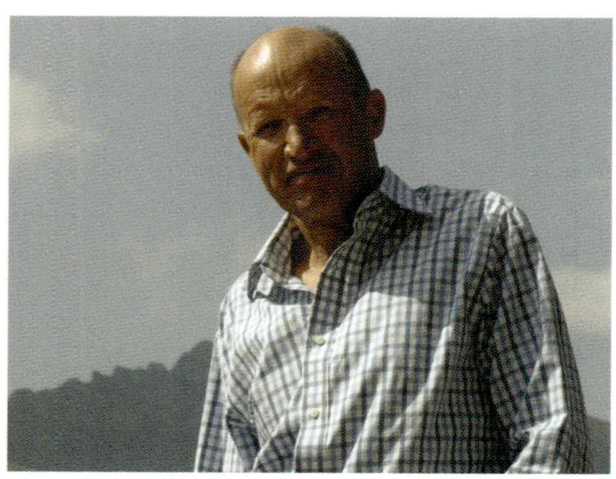

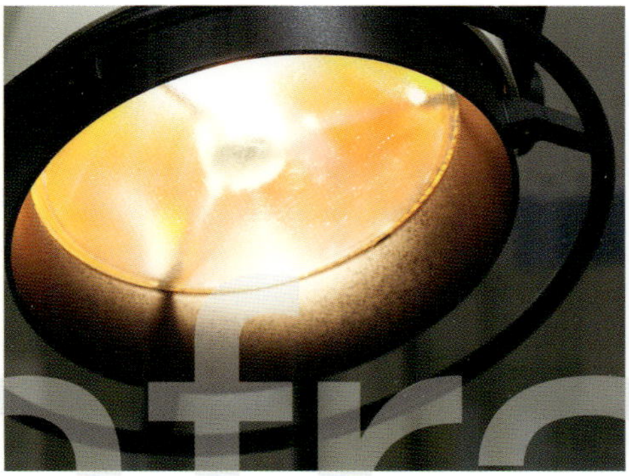
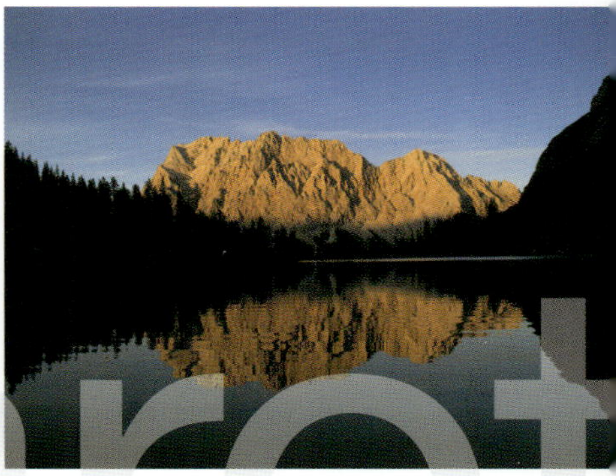

Infrarot

Inhalt Theorie

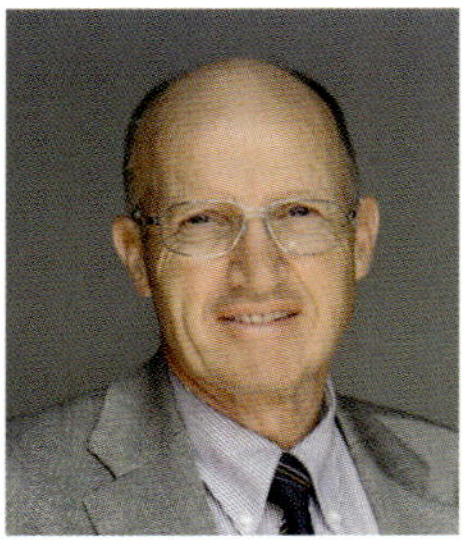

Luis Schwarzenberger

Liebe Leserin, lieber Leser!

Ohne dass wir es bewusst wahrnehmen, begegnen wir täglich Infrarot. Und es ist dabei nicht von Bedeutung, ob es Tag oder Nacht ist, wir uns im Freien befinden oder in den eigenen vier Wänden – Infrarotstrahlung ist allgegenwärtig. Man kann sie nicht riechen, nicht greifen und wir sehen sie auch nicht, aber wir fühlen sie. Ein Beispiel: Denken Sie nur daran, wenn Sie nach einem nasskalten Regenschauer wieder wohltuende Sonnenstrahlen in Ihrem Gesicht spüren – das ist Wärmewirkung durch Infrarotstrahlung. Sie steigert generell unser Wohlbefinden und bessert gleich die Laune.

Die Sonne bestimmt auch das Leben auf der Erde und hält vieles im Gleichgewicht. So könnte der Mensch ohne Sonnenlicht und dessen Wärme nicht überleben, sagt man – aber das stimmt eben nicht ganz. Denn erst durch unsere Umwelt, die vielfältige Schutzfunktionen ausübt, wird die Energie unserer Sonne zum Lebensspender. Mit ähnlichen Halbwahrheiten werden wir leider auch beim Thema Gesundheitsvorsorge mit Infrarot und dessen Wirkungskreis immer öfter konfrontiert. Alle möglichen Spekulationen und undurchsichtigen Theorien führen beim Konsumenten zu immer größerer Verunsicherung und das macht eine eigenverantwortliche Gesundheitsvorsorge immer komplizierter, obwohl diese im Trend liegt. Man muss sich öfter und bewusster die Frage stellen: „Was ist das Beste für mich?"

Eines steht fest: Es ist notwendig, aufzuklären, und ich bin davon überzeugt, dass wir das mit diesem Dossier auch tun.

1994 wurde ich durch einen tragischen Skiunfall aus meinem Alltag gerissen, lag zwar unten, aber noch lange nicht am Boden. Durch meine Willenskraft und Infrarot fand ich schließlich zurück in ein normales und schmerzfreies Leben. Aber das ist nur ein Teil der spannenden, umfangreichen und informativen Zusammenfassung über Infrarot, Wärme und ihre Wirkung. Nicht minder bedeutend ist der wissenschaftliche Beitrag, der meine Geschichte aus einem anderen Blickwinkel durchleuchtet und abrundet. Hier war ich besonders um eine verständliche Sprache bemüht.

Mit diesem Buch wollte ich mehr Klarheit über die Anwendung und Wirkung von Infrarot in der Gesundheitsvorsorge schaffen. Ich würde mich sehr freuen, wenn mir das gelungen ist.

Herzlichst, Ihr Luis Schwarzenberger

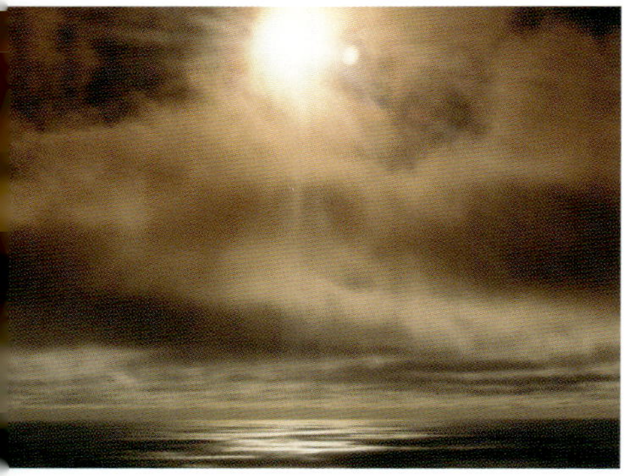

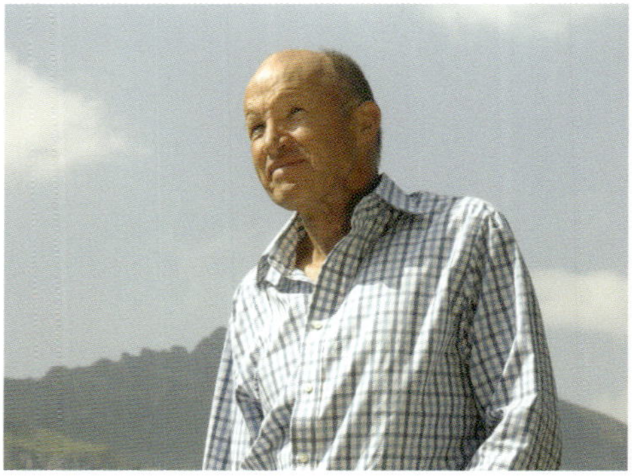

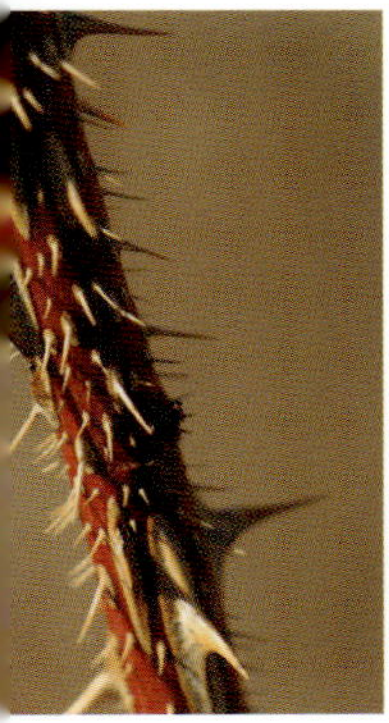

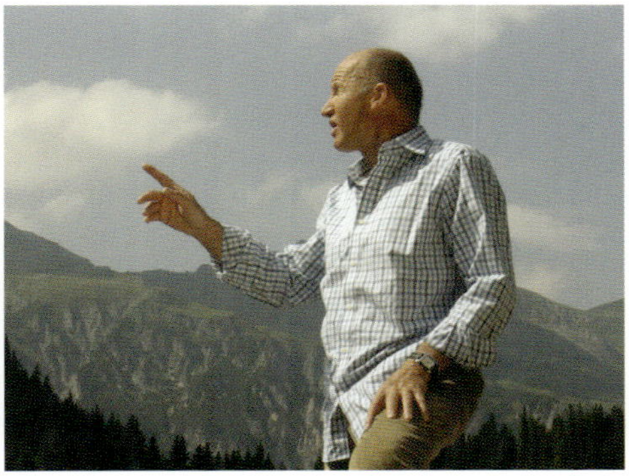

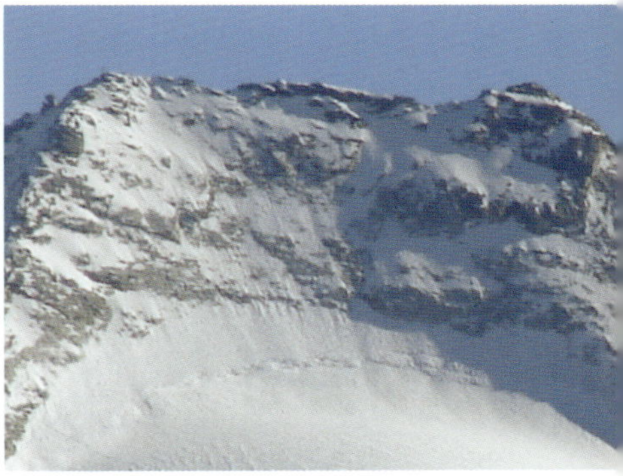

01 *Vom Unfallopfer zum Marktführer.*

Was ist Infrarot?

Die Geschichte von Luis Schwarzenberger:

Vom Unfallopfer zum Marktführer.

Die Natur garantiert mir Echtheit. Sie zu genießen, bedeutet für mich wahre Freude am Leben. Und genau jenes stellt oft harte Prüfungen, die einen prägen. Deshalb weiß ich heute eines mit Gewissheit: Nichts passiert ohne Grund, alles hat seinen Sinn. Mein schwerer Skiunfall führte mich zu meiner wirklichen Berufung – Happy End inklusive.

Winter 1994. Eigentlich war es ein Tag, wie man ihn sich zum Skitouren-Gehen nur wünschen kann: strahlend blauer Himmel, die zum Teil unberührte Schneedecke reflektierte jeden einzelnen warmen Sonnenstrahl hundertfach und verwandelte die Hänge in ein schillerndes Kristallmeer. Der Blick ins Tal ist grandios und die Berge waren für mich schon immer wie ein zweites Zuhause. Mit ihnen fühle ich mich tief verbunden, dort finde ich meinen inneren Ausgleich, Wahrheit und Ruhe. Deshalb bin ich, so oft es mir möglich ist, in den Bergen, die Jahreszeit spielt dabei keine Rolle. Ich war damals mit meinem Freund Helmut auf einer Ski-Tour in der Nähe von Schwaz/Tirol. Als geübter und trainierter Skifahrer, der ich bin, waren diese Hänge keine große Herausforderung. Deshalb dachte ich auch keine Sekunde daran, dass diese eine Abfahrt ins Tal mein Leben auf schicksalhafte Weise für immer verändern würde. Innerhalb von Sekunden wurden die Weichen in meinem Leben neu gestellt, doch das sollte ich erst viel später erkennen.

Ich öffnete meine Augen und fand mich im Schnee liegend wieder, blickte verwirrt und irritiert um mich. Rechts ragte ein ca. vier Meter hoher Steilhang auf und unter mir spürte ich kalte Nässe und Steine. Im nächsten Moment durchfuhr mich vom Rücken ausgehend ein höllisch brennender Schmerz – allmählich wurde mir klar, was passiert war und warum ich hier unten lag. Ich hatte den fast senkrechten Abhang zu einem Bachbett einfach übersehen, war hinuntergestürzt und zu allem Unglück auch noch mit aller Wucht mit der Wirbelsäule aufgeprallt. Einsame Stille und mein erster Gedanke: „Jetzt ist es aus, ich bin gelähmt!“ Der nächste Gedanke war etwas tiefsinniger und philosophisch: „Warum liege ich hier unten? Habe ich in meinem Leben etwas übersehen? Und wenn, was?“

Was ist Infrarot?

... und woher kommt der Name? Die Vorsilbe „infra“ stammt aus dem Lateinischen und bedeutet „unterhalb, jenseits“. Das Wort „Infrarot“ verdeutlicht, dass ein Bereich der elektromagnetischen Strahlung gemeint ist, der unterhalb des roten Endes des sichtbaren Lichtspektrums liegt. Das für uns unsichtbare Infrarotspektrum umfasst den Wellenlängenbereich von 780 nm bis 1.000.000 nm (Nanometer).

Infrarotstrahlung ist also elektromagnetische Strahlung. Und darunter versteht man die sich im Allgemeinen mit Lichtgeschwindigkeit ausbreitenden Schwingungen elektrischer und magnetischer Felder. Die elektromagnetische Welle unterscheidet sich nur hinsichtlich ihrer Energie. Diese drückt sich in der Höhe der Schwingungsfrequenz bzw. der Kürze der Wellenlänge aus. Das heißt, je kürzer die Wellenlänge, desto energiereicher ist die elektromagnetische Welle. Je nach Energie tritt die elektromagnetische Strahlung auf ganz unterschiedliche Weise in Erscheinung und entfaltet ganz unterschiedliche Wirkungen auf Materie und Lebewesen.

Das elektromagnetische Strahlungsspektrum

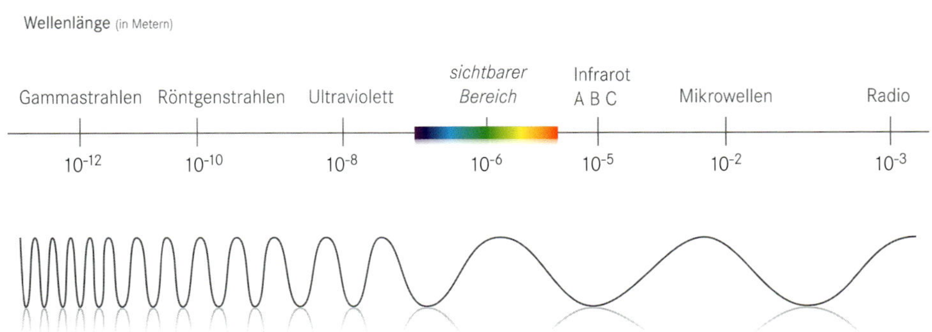

Den Rückenschmerzen nach zu urteilen stand für mich fest, dass ich querschnittgelähmt sein musste. Die Thematik war mir übrigens keineswegs fremd. Ich hatte und habe immer wieder Kontakt mit Menschen, die durch Schicksalsschläge ein Leben im Rollstuhl führen. Ich unterhalte mich sehr gerne mit ihnen, höre mir ihre Geschichte an und diskutiere dann oft auch sehr angeregt über deren vermeintliche Akzeptanz in der Gesellschaft. Ich konnte mit dem Thema also gut umgehen und mich, ohne dabei aufgeben zu wollen, mit einem Leben im Rollstuhl schon geistig anfreunden. Dass ich meine geliebten Berge ab jetzt nur noch vom Tal aus bewundern würde können, verursachte in mir eine größere Panik als die Tatsache, dass sich soeben mein Leben auf den Kopf gestellt hatte.

Mein Freund rutschte eilig den Hang herunter, um nach mir zu sehen, und holte mich dabei aus meinen Gedanken und zurück in die Realität, in der mein Rücken nach wie vor unglaublich schmerzte. Ich konnte mich kaum bewegen und an ein Aufstehen war so schnell nicht zu denken, ich musste aber aus dem Wasser. Mit einigen flinken Handgriffen, jedoch sehr behutsam, schnallte Helmut beide Bindungen, an denen noch die spärlichen Überreste meiner Skier hingen, von meinen Schuhen ab. Plötzlich schoss mir ein Gedanke wie ein Blitz durch den Kopf: „Du musst versuchen, die Zehen zu bewegen, um Klarheit zu bekommen, wie dein Leben in Zukunft aussehen wird – zuerst die rechten, dann die linken.“ Aus Angst zögerte ich eine Weile, nahm mir aber dann ein Herz und drückte mit aller Kraft gegen die Sohlen meiner Skischuhe – und dann dankte ich Gott: Ich konnte sie bewegen! Meine Spontandiagnose „Querschnittlähmung“ war vom Tisch und alles andere war für mich nur noch halb so schlimm. Ich musste mich zuerst sammeln und es dauerte eine Weile, bis ich so weit war, meinen lädierten Körper ganz langsam den Anstieg hinaufzuquälen, zurück ins Gelände. Wie immer, wenn ich in den Bergen unterwegs war, hatte ich mein Funkgerät mitgenommen, aber an diesem Tag stand das Glück wirklich nicht auf meiner Seite. Es war wertlos, denn Helmut und ich befanden uns in einem Funkloch.

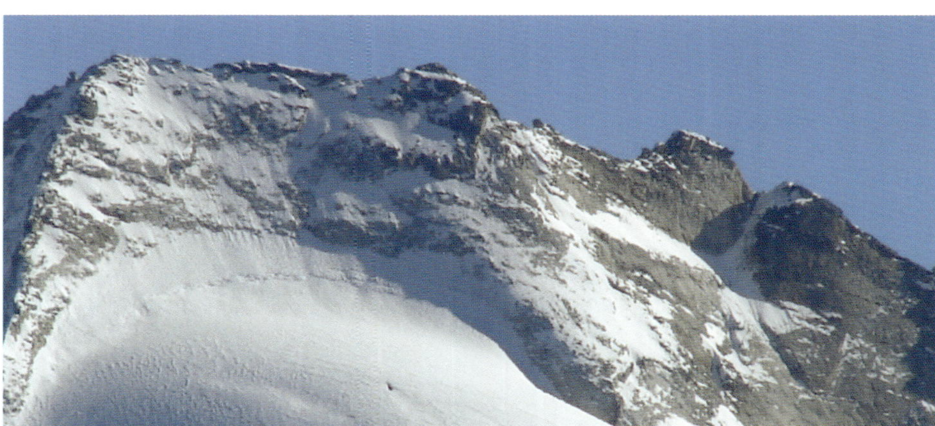

Nach abnehmender Energie geordnet, bezeichnet man elektromagnetische Strahlung u. a. als kosmische Strahlung, Gammastrahlung, Röntgenstrahlung, UV-Strahlung, sichtbares Licht, Infrarotstrahlung, Mikrowellenstrahlung, Radarstrahlung, Rundfunkstrahlung und Wechselstromfelder.

Das Verhalten der elektromagnetischen Strahlung lässt sich in der Physik durch zwei Modelle beschreiben: das Wellen- und das Teilchenmodell. Die elektromagnetische Strahlung verhält sich also einerseits so wie beispielsweise Wasserwellen und andererseits so wie kleine Teilchen. Lassen sich mit dem Wellenmodell Ausbreitungseigenschaften, Brechung und Interferenz gut beschreiben, so kann man mit dem Teilchenmodell die direkten Wechselwirkungen zwischen Strahlung und Materie veranschaulichen. Die Zusammenführung dieser beiden Modelle gelingt erst in der Quantenphysik.

Die Teilchen bezeichnet man als Photonen. Photonen zeichnen sich dadurch aus, dass sie immer mit Lichtgeschwindigkeit und einer ihrer Schwingungsfrequenz proportionalen Energie unterwegs sind.

Für die Eindringtiefe elektromagnetischer Strahlung in Materie ist nicht allein die Energie der Strahlung ausschlaggebend, mit entscheidend ist das Absorptionsverhalten bzw. die unterschiedliche Absorptionsfähigkeit der Materie. Nur wenn Photon und Materie korrespondieren, energetisch zueinander passen, kommt es zu einer Wechselwirkung. Energiereiche Photonen mit hoher Frequenz sind über verschiedene Mechanismen in der Lage, beim Auftreffen Veränderungen an Atomen bzw. Molekülen zu verursachen. Bezogen auf lebende Organismen bedeutet das, dass sie zum Beispiel das Erbmaterial direkt schädigen können. Aber nur die kosmische Strahlung, die Gammastrahlung, die Röntgenstrahlung und die kurzwellige UV-Strahlung haben eine derart hohe Energie. Mit abnehmender Energie (Frequenz) bzw. zunehmender Wellenlänge verlieren die Photonen diese Aggressivität. Dieser Übergang liegt etwa im Bereich der Grenze zwischen dem Ende des UV-Spektrums und dem Beginn des Spektrums des sichtbaren Lichts. Sichtbares Licht ist also nicht in der Lage, beim Auftreffen direkte Molekülschäden zu verursachen. Und dies gilt noch mehr für Infrarotstrahlung, deren Spektrum unterhalb des sichtbaren Lichtes liegt und die somit noch energieärmer ist. Trifft ein Infrarotphoton zum Beispiel auf unsere Haut, so wird es absorbiert. Die Energie des Infrarot-Photons wird dabei in Schwingungsenergie umgewandelt, das Photon selbst hört auf zu existieren.

Aber auch wenn elektromagnetische Strahlung mit niedriger Energie keine direkten molekularen Schäden verursachen kann, so können lebende Zellen dennoch auf diese Photonen reagieren. Ob und inwieweit Photonen mit niedriger Frequenz (Elektrosmog: Wechselstromfelder, Radar, Mikrowelle etc.) – abhängig von der Stärke der Bestrahlung – lebende Organismen negativ beeinflussen können, wird noch sehr kontrovers diskutiert und muss weiter untersucht werden.

Wie entsteht elektromagnetische Strahlung?

Elektromagnetische Strahlung kann auf sehr unterschiedliche Weise entstehen. So tritt hochenergetische Gammastrahlung überwiegend in Folge von Kernreaktionen (Radioaktivität) in Erscheinung. Wechselstrom erzeugt dagegen eine sehr niederfrequente elektromagnetische Strahlung.

Ein Großteil der in unserer Umwelt vorkommenden elektromagnetischen Strahlung entsteht aber dadurch, dass jede Materie – abhängig von ihrer Oberflächentemperatur – elektromagnetische Strahlung abgibt. Die Verteilung der Wellenlängen, deren Intensität und die Lage des Maximums der dabei abgegebenen Strahlung werden durch das Strahlungsgesetz von Planck definiert. Das Wien'sche Verschiebungsgesetz leitet sich daraus ab und

Aus eigener Kraft schaffte ich keine hundert Meter mehr und so mussten andere Tourengeher unsere Botschaft mit ins Tal nehmen. Es verging keine Stunde, bis mich die Bergrettung abholte und ins Krankenhaus brachte, aber diese Minuten fühlten sich an wie eine Ewigkeit.

Als die Nacht zum Tag wurde

Als wäre es gestern passiert, so genau sehe ich es noch vor meinem geistigen Auge: Ich wurde in die Klinik eingeliefert und sofort den üblichen Routineuntersuchungen samt Röntgen unterzogen. Auf diesen Bildern zeigte sich kurze Zeit später, dass ich mir zwei obere Lendenwirbel gebrochen hatte. Was für ein unsagbares Glück, dass ich nicht querschnittgelähmt war. In einem Zimmer mit fünf anderen Patienten – auch verunglückte Wintersportler – überlegte ich, wie ich die erste Nacht einigermaßen überstehen könnte. Meine Schwellungen hatten sich mittlerweile dunkelblau bis violett verfärbt und die Schmerzen wollten einfach nicht weniger werden. Doch die Nacht ging im Nu vorbei – denn in unserem Krankenzimmer war immer was los. Entweder kam die Krankenschwester und sah nach einem Bettlägerigen oder es wurde die Schwere der eigenen Verletzung diskutiert. In diesen Stunden geschah auch etwas Wunderbares: Ich akzeptierte den Schmerz, ich ließ ihn zu. Ich erlaubte ihm vorübergehend Teil meines Lebens zu sein, weil er in diesem Moment einfach dazugehörte. Die darauf folgenden Nächte glichen der ersten. Am fünften Tag – denn die Schwellungen mussten weitestgehend abgeklungen sein – stand nach dem Plan der Ärzte das „Eingipsen“ auf dem Programm, von der Hüfte bis zur Brust.

Schlaflos im Klinikum

Wie es allgemein üblich ist, wollten mir die Mediziner das Gipskorsett nicht ohne Narkose anlegen, die ich aber sofort strikt ablehnte. Der behandelnde Chirurg erläuterte mir ausführlich und mit Nachdruck den Sachverhalt, wie wichtig die Narkose beim Strecken sei und appellierte letztendlich sogar an meine „Vernunft“. Aber ich hatte

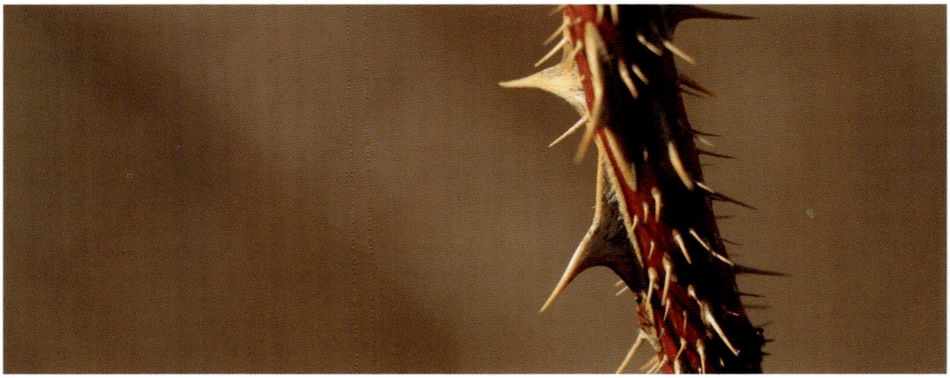

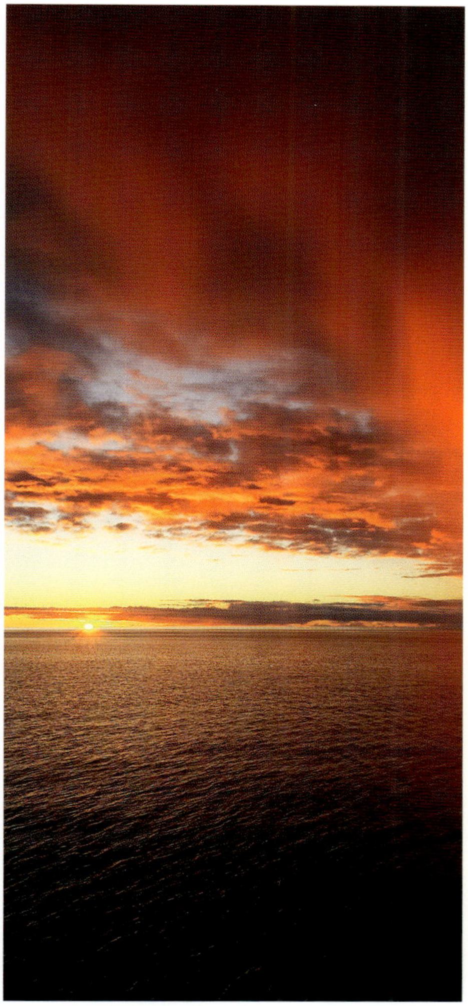

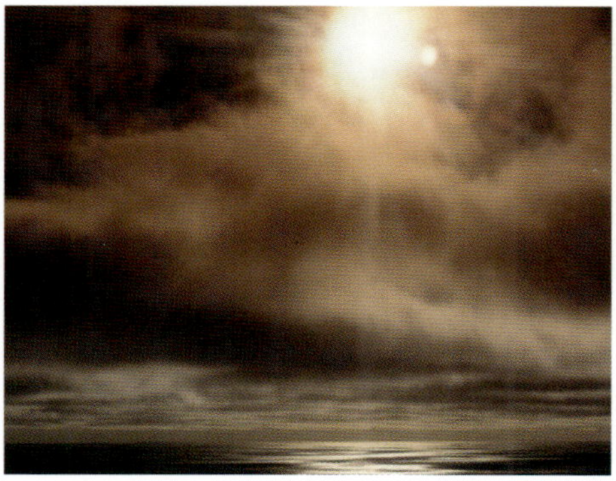

liefert einen einfachen Zusammenhang zwischen der Temperatur des Strahlers und der Wellenlänge des Maximums der abgegebenen Strahlung. Bei der Sonnenstrahlung (Oberflächentemperatur ca. 5.500 °C) liegt das Maximum im Wellenlängenbereich des grünen Lichtes, bei 2.000 °C liegt dieses im Infrarot-A-Bereich; bei 350 °C schon im Infrarot-C-Bereich und bei Weltraumtemperatur (ca. –270 °C) im Radarbereich. Die Intensität (Stärke) der abgegebenen Strahlung reduziert sich dabei mit abnehmender Oberflächentemperatur deutlich.

Der Begriff „Wärmestrahlung" als Synonym für Infrarotstrahlung ist irreführend, da er aus zwei unterschiedlichen Blickwinkeln verwendet wird: einmal bezogen auf die Strahlenquelle und einmal bezogen auf die Wirkung der Strahlung.

» Als „Wärmestrahlung" (oder Wärme-Ab-Strahlung) bezeichnet man das gesamte elektromagnetische Spektrum, das eine Strahlenquelle (Sonne, Glühbirne, Kachelofen etc.) auf Grund ihrer Temperatur abgibt. Hier bezieht sich dieser Begriff auch auf das Spektrum außerhalb des Infrarotbereiches.

» Ausgehend von der Wirkung der elektromagnetischen Strahlung hat aber vor allem die Infrarotstrahlung die Eigenschaft, dass sie Materie beim Auftreffen erwärmt. Sitzt eine Person vor einer Wärmequelle (Infrarotstrahler, Kachelofen, Feuer etc.) so wird von der Haut der Infrarotanteil absorbiert und als Wärme (-Wirkung) wahrgenommen – daher auch das umgangssprachliche Synonym „Wärmestrahlung" für Infrarotstrahlung.

Die Sonne – größter Lieferant von Infrarot

Die Sonne ist für uns der beherrschende Himmelskörper. Ohne sie gäbe es kein Leben auf der Erde – aber das ist, wie eingangs kurz erwähnt, eben nur die halbe Wahrheit. Im Mittel ist die und habe nach wie vor eine große Abneigung gegen Narkosen, war durch kein Argument von meiner Entscheidung abzubringen und zog ein zehnminütiges Leiden der Schmerzlosigkeit vor. Auf einer Art „Streckbank" und mit Riemen fixiert, wurde mein Rücken, genauer gesagt die Wirbel, wieder in Position gebracht und was die Schmerzen anging, stellte ich meine Entscheidung gegen eine Narkose zwischendurch doch in Frage. Was ich jedoch in dieser Phase meiner Krankengeschichte nicht wissen konnte, war, dass die Qualen, bedingt durch dieses starre Gipskorsett, jetzt erst richtig losgehen würden. In der Nacht nach dem Eingipsen trat nämlich alles ein, was ich mir Tage zuvor in Dunkelgrau bis Tiefschwarz ausgemalt hatte – und noch schlimmer. Durch das starre Gipskorsett gab es keine Position, in der ich nur annähernd gut liegen konnte und an Schlaf war definitiv nicht zu denken. Auch die Schmerzen, die mir der Gipspanzer nun zusätzlich bereitete, wollte ich akzeptieren und versuchte mich geistig, mit der verdrießlichen Situation, so wie sie war, zu „arrangieren". Am nächsten Vormittag durfte ich die Klinik verlassen, ohne auch nur eine Minute ein Auge zugetan zu haben, mit meinem Gips und den Schmerzen. Die Hoffnung stirbt zuletzt, heißt es, und ihr Bruder, die Zuversicht, stärkte meinen Glauben daran, dass es mir zu Hause besser gehen würde. Um mich in meinem eigenen Bett in eine ideale Lage zu bringen, kannte mein Einfallsreichtum keine Grenzen. Alle Utensilien, die nur annähernd nützlich sein konnten, um eine stabile, entspannte Liegeposition zu erreichen, von schrägen Einlagen bis hin zur größenmäßig abgestimmten Polstergarnitur, wurden angeschleppt und ausprobiert – es half aber nicht das Geringste. Bereits am Abend desselben Tages war mein Tiefpunkt erreicht. Ich war völlig erschöpft und wollte nur noch eines: zurück ins Krankenhaus! Es musste etwas passieren, denn in diesem Zustand würde ich keine Nacht mehr durchstehen. Dort angekommen, wurde ich von dem erdrückenden Gipspanzer wieder befreit – es war eine Erlösung.

Der niederschmetternde Befund

Der behandelnde Arzt besuchte mich gleich darauf und erkundigte sich, wie ich jetzt weiß, vorsichtshalber, nach meiner Verfassung, denn er müsse mit mir ein „ernstes Wort" über meine Zukunft reden. Nach längerer Begutachtung der Röntgenbilder

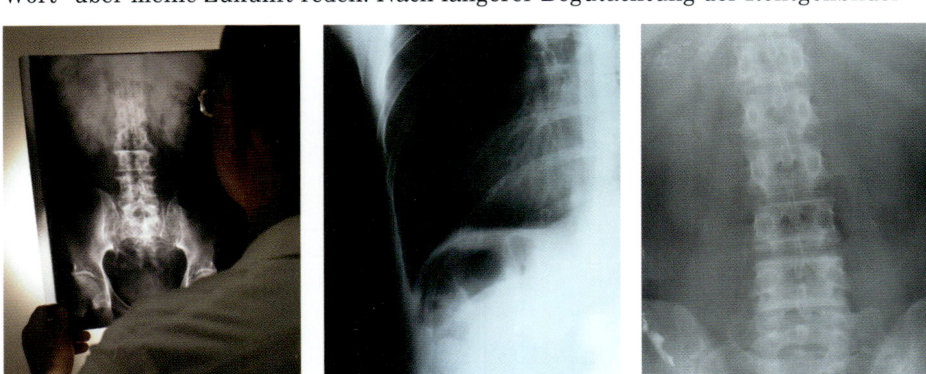

Der behandelnde Arzt versucht die Schwere der Verletzungen festzustellen.

Das Licht des uns nächstgelegenen Sonnensystems, Alpha-Centauri mit drei Sonnen, benötigt schon über vier Jahre, um zu uns zu gelangen. Das bedeutet, wenn eine dieser drei Sonnen heute explodieren würde, könnten wir es erst in vier Jahren feststellen. Wir sind also mit unserer Sonne ganz schön allein in den unendlichen Weiten des Weltraums.

Erde ca. 150 Millionen Kilometer von der Sonne entfernt. Man nennt das auch eine astronomische Einheit (1 AE = 149.597.870 Kilometer). Das Licht benötigt für diese Strecke etwas mehr als acht Minuten. Zum Vergleich: Neptun, der achte Planet im Sonnensystem, ist im Mittel 30 astronomische Einheiten von der Erde entfernt. Das heißt, das Licht benötigt schon vier Stunden, um dorthin zu gelangen. Eine „telefonische" Unterhaltung mit einem Teilnehmer auf dem Neptun wäre daher etwas mühsam und zeitraubend. Für die Antwort auf eine Frage müsste man ca. acht Stunden einkalkulieren. Für eine mittels Funk ferngesteuerte Sonde kann dieser Umstand schnell „ins Auge" gehen. Um etwa einem heranrasenden Gesteinsbrocken ausweichen zu können, muss sie schon acht Stunden vorher die Gefahr erkennen, um rechtzeitig bei der Kontrollstation auf der Erde nach entsprechenden Steuerbefehlen zu fragen, sonst lässt sich eine Kollision nicht mehr vermeiden.

Der Durchmesser unserer Sonne beträgt übrigens knapp 1,4 Millionen km, das ist das 109-Fache des Erddurchmessers, und die Oberflächentemperatur misst durchschnittlich ca. 5.500 °C.

Strahlungsspektrum bei unterschiedlichen Temperaturen der Strahlungsquelle

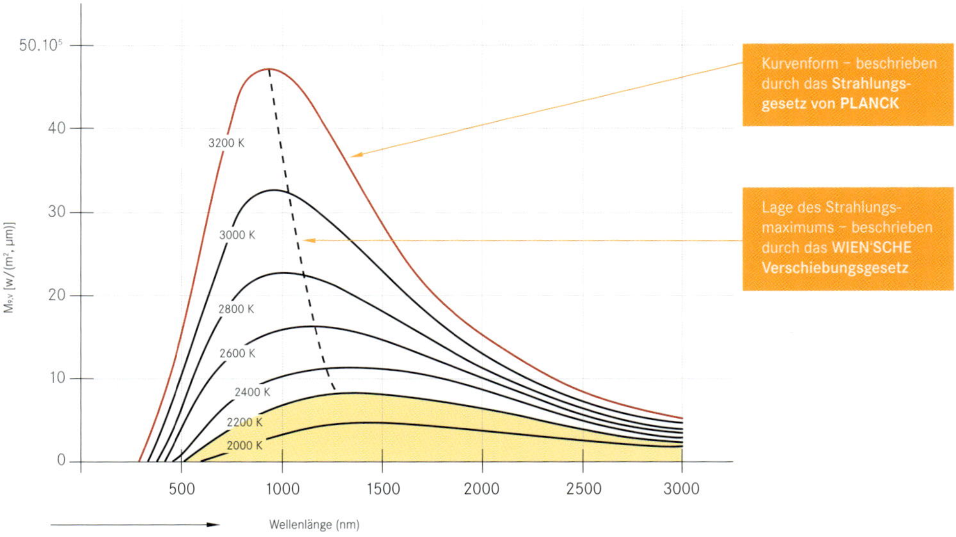

und langem Hin und Her stehe für ihn jetzt eines fest: Die Behandlungsform mit dem Stützkorsett aus Gips würde nicht zum gewünschten Ergebnis führen. Ein operativer Eingriff sei für ihn das einzig Sinnvolle und somit unumgänglich. Gewöhnlich müsste man für einen so gravierenden Eingriff eine längere Wartezeit in Kauf nehmen. Offensichtlich eilte es in meinem Fall sehr, denn er konnte mir schon zwei Tage später einen Operationstermin anbieten. Würde ich dieser Operation nicht zustimmen, bliebe mir mit einer Wahrscheinlichkeit von 95 Prozent ein schmerzhaftes Dauerleiden, das meine Bewegungsfreiheit massiv einschränken würde. Für mich, als leidenschaftlichen Sportler, war das unvorstellbar. Damit würde ich viel von meiner Lebensfreude verlieren. So sehr der Mediziner von seiner Operationsmethode auch überzeugt war, er musste mich über das bestehende Restrisiko aufklären, denn wie bei jedem operativen Eingriff könne er den absoluten Erfolg selbstverständlich nicht garantieren. Auch jetzt musste ich nicht lange überlegen, um zu wissen, in welche Richtung mich mein Entschluss führen würde: in jene Etage, in der das Gipszimmer zu finden war, um mir ein neues Stützkorsett anlegen zu lassen – natürlich entschied ich mich gegen die Operation, fuhr anschließend nach Hause und hoffte auf ruhigere Stunden.

Es gibt immer eine Alternative

Und wieder verging eine Woche voller schmerzhafter Qualen. Der Druck des Gipspanzers wurde nicht wesentlich erträglicher und das Ding scheuerte zudem enorm an meinen Hüftknochen. Das Gebot der Stunde hieß daher: nicht bewegen und einfach ruhig liegen bleiben. Infolgedessen hatte ich viel Zeit zum Nachdenken und ließ die vergangenen Tage geistig Revue passieren. Mein Bauchgefühl, das mich noch nie im Stich gelassen hatte, bestätigte mir, dass meine Entscheidungen richtig waren. Natürlich drängte sich mir die Frage auf, warum man erst eine Woche nach der Einlieferung die Schwere meiner Verletzung erkannt hatte. Aber weiter darüber nachzudenken war ebenso müßig wie sinnlos und hätte letztendlich nur zu großer Enttäuschung und Frustration geführt, beides konnte ich in meiner Lage absolut nicht brauchen.

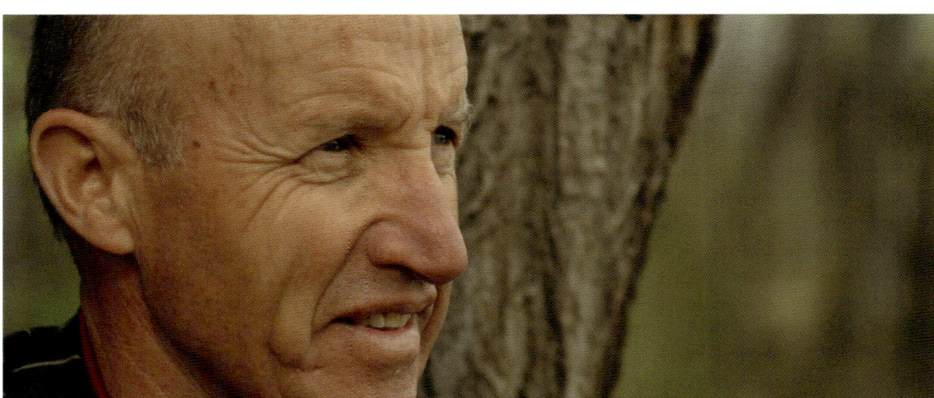

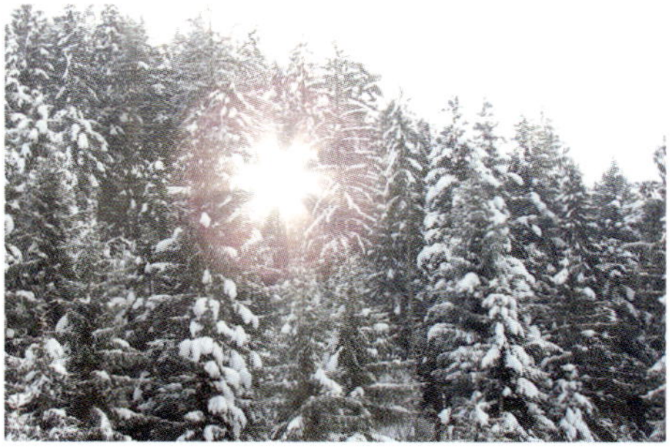

Rund 52 Prozent der elektromagnetischen Sonnenstrahlung liegen im Spektrum des sichtbaren Lichtes. Dieser Bereich ist jedoch in Relation zum ganzen Spektrum der abgegebenen elektromagnetischen Strahlung eher schmal, die Wellenlänge liegt zwischen 380 und 780 nm (Nanometer). Liegen die Wellen unter 380 nm, sprechen wir von der energiereichen Ultraviolett-Strahlung, liegen sie über 780 nm, von der wärmenden Infrarot-Strahlung.

Viele wichtige Prozesse auf der Erdoberfläche werden durch die Strahlungsenergie der Sonne verursacht: Etwa 99,98 Prozent des gesamten Energiebeitrags zum Erdklima stammen von der Sonne. Aber ohne die beschützende Erde wäre die Sonnenstrahlung für alles Leben tödlich.

Die Erde hat genau den richtigen Abstand zur Sonne. Sie verfügt über ein starkes Erdmagnetfeld, welches die Teilchen (hochbeschleunigte Protonen und Elektronen) des Sonnenwindes ablenkt, und besitzt eine Atmosphäre, die weitere lebensnotwendige Filterfunktionen wahrnimmt. So wird beispielsweise durch die Ozonschicht der Stratosphäre aus dem UV-Spektrum des Sonnenlichts das energiereiche UV-C (280 – 180 nm) fast vollständig absorbiert. UV-B (320 - 280 nm) und auch UV-A (400 – 320 nm) werden in ihrer Intensität deutlich abgeschwächt. Die UV-Strahlung ist unbestritten lebensnotwendig für den menschlichen Körper, erst sie ermöglicht z. B. die Vitamin-D-

Dieses Gipskorsett musste ich schnellstens loswerden, das vereinbarte ich mit mir selbst und gab mir dazu eine Woche Zeit. Was danach passieren würde, konnte ich noch nicht klar definieren, aber die anhaltenden Schmerzen ließen mich viele Pläne schmieden. So überlegte ich mir beispielsweise, zwei kleine Holzbrettchen mit Lederriemen an meinen Körper zu binden, um die nötige Stabilität zu erreichen, aber dennoch eine gewisse Bewegungsfreiheit zu bewahren. Ein anderer Gedanke war, mir ein ergonomisch geformtes Blechteil an den Rücken zu schnallen. Als mir so der eine oder andere Rehabilitationsplan durch den Kopf schoss, fiel mir plötzlich ein befreundeter Alternativmediziner ein. Er war damals leitender Arzt einer bekannten Klinik am Tegernsee in Bayern und genoss mein vollstes Vertrauen. Ich überlegte keine Minute mehr, rief ihn an und erzählte ihm in groben Zügen, was sich zugetragen hatte. Ich beschrieb ihm genau die entmutigende Diagnose der Ärzte und schilderte ihm die aus meiner Sicht enttäuschende Behandlungstechnik mit dem Gipskorsett. Dass meine Situation äußerst deprimierend war, brauchte ich erst gar nicht zu erwähnen. Schließlich gab er mir den Tipp, der alles in eine völlig neue Richtung lenkte: die lokale Bestrahlung des Rückens mit Infrarot und am besten so viele Stunden am Tag, wie es mir möglich war. Die Selbstverständlichkeit, mit der er mir diese Therapie empfahl, beeindruckte und überzeugte mich gleichermaßen. Er war felsenfest davon überzeugt, dass mich seine vorgeschlagene Therapie wieder rasch auf die Beine bringen würde. „Sprich aber mit niemand darüber und frage auch keinen, sie würden es alle nicht verstehen und dich nur verwirren“, war sein Abschlusskommentar. Dieser Rat sollte mir gesundheitlich sehr helfen und auch meine Rehabilitation in die richtige Bahn lenken. Und außerdem war er der Auslöser für meine unternehmerische Laufbahn.

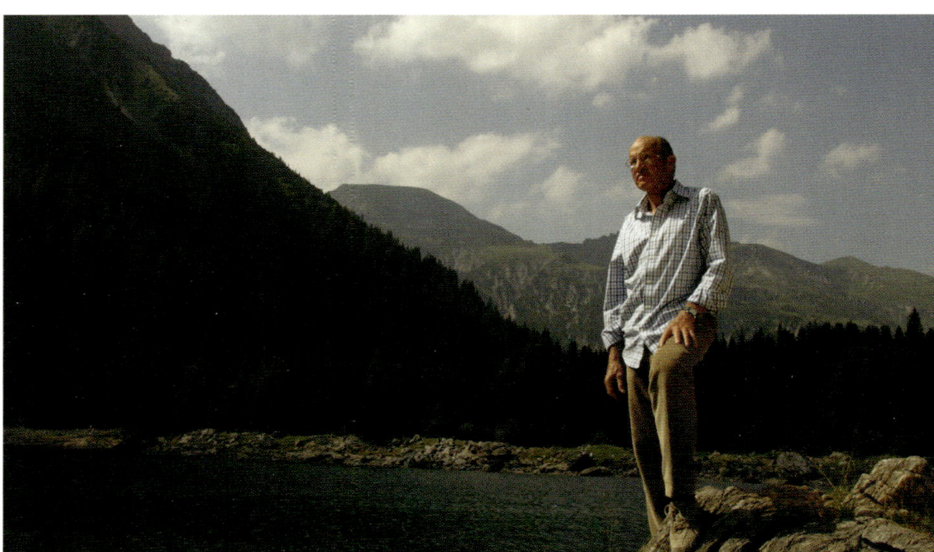

Luis Schwarzenberger an einem seiner Lieblingsplätzen.

Produktion in der Haut. Dafür reicht aber jeden zweiten Tag eine 10- bis 15-minütige Bestrahlung von Gesicht und Handrücken bei bewölktem Himmel völlig aus.

Und trotz dieser enormen Schutzfunktionen kann die Sonne auf der Erde sehr lebensfeindliche Verhältnisse erzeugen. Es ist das komplexe Zusammenspiel vieler Faktoren aus unserer Umwelt, das die Energie der Sonne in für uns gut verträgliche und gemäßigte Strahlungs- und Wärmeenergie umwandelt. Hinsichtlich der deutlich energieärmeren Infrarotstrahlung übernimmt der Wasseranteil der unteren Luftschichten eine Filterfunktion. Die Luftfeuchtigkeit absorbiert Infrarot C (3.000 – 1 Mio. nm) und große Anteile von Infrarot B (1.400 – 3.000 nm), so dass auf der Erdoberfläche fast nur noch Infrarot-A-Anteile (780 – 1.400 nm) ankommen. Und so stellt sich zuletzt wohl die Frage, welche Infrarotstrahlung für uns Menschen die verträglichste ist. Unsere Umwelt, warme Luft und Objekte, die sich in unserer Umgebung befinden, haben in der Regel deutlich niedrigere Oberflächentemperaturen als 350 °C. Sie alle geben Infrarot-C-Strahlung ab, so wie alle Lebewesen, auch wir Menschen – und das Tag und Nacht.

Infrarot A, B und C

Mit Ausnahme von zum Beispiel Lasern geben Wärmestrahlenquellen entsprechend ihrer Oberflächentemperatur immer ein breites Spektrum elektromagnetischer Strahlung unterschiedlicher Wellenlängen ab. Das Infrarot-Spektrum wird entsprechend der Wellenlänge in die Bereiche A (kurzwellig), B (mittelwellig) und C (langwellig) eingeteilt.

Infrarot A:
Kurzwellige IR-Strahlung, die sich an den sichtbaren Bereich anschließt – von 780 nm bis 1.400 nm

Infrarot B:
Wellenlängen von 1.400 nm bis 3.000 nm

Infrarot C:
Langwellige IR-Strahlung von 3.000 nm bis 1 Mio. nm

Welches Spektrum eine Strahlenquelle abgibt und bei welcher Wellenlänge das Maximum liegt, ist allein durch die Oberflächentemperatur der Strahlenquelle definiert. Objekte mit weniger als 350 °C geben ein Spektrum ab, das fast ausschließlich im

Schematische Darstellung des Experiments zur Entdeckung der Infrarotstrahlung durch Sir Friedrich Willhelm Herschel

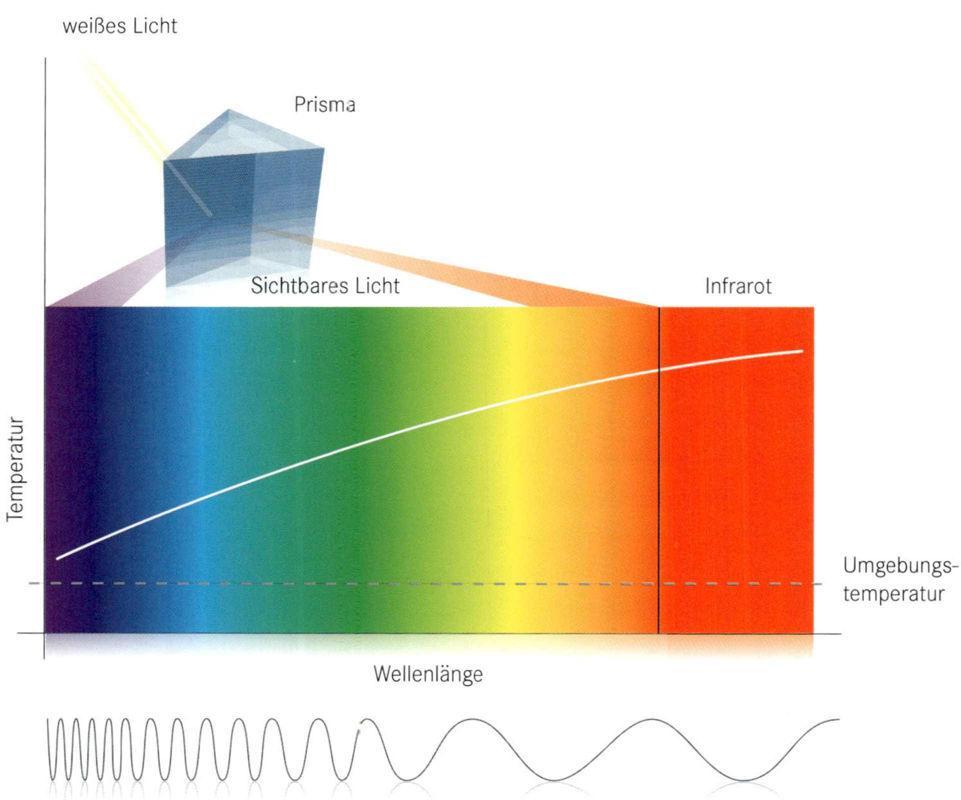

Infrarot-C-Bereich liegt. Um das Abstrahlspektrum nennenswert in den kurzwelligen und energiereicheren Infrarot-A-Bereich zu verschieben, sind Oberflächentemperaturen von über 1.500 °C notwendig – hier liegen dann ca. 20 Prozent des Spektrums im Infrarot-A-Bereich.

Wer hat die Infrarot-Strahlung entdeckt?
Die erste heiße Spur zur Infrarot-Strahlung fand im Jahre 1666 Sir Isaac Newton (1642-1727). Er leitete das Sonnenlicht durch ein Prisma, das den Sonnenstrahl brach und das Licht in seine Regenbogenfarben aufteilte. Er entdeckte, dass weißes Licht in Wirklichkeit aus sämtlichen Farben des sichtbaren Spektrums besteht. Von Rot über Orange, Grün, Gelb, Blau, Dunkelblau bis zum tiefsten Violett.

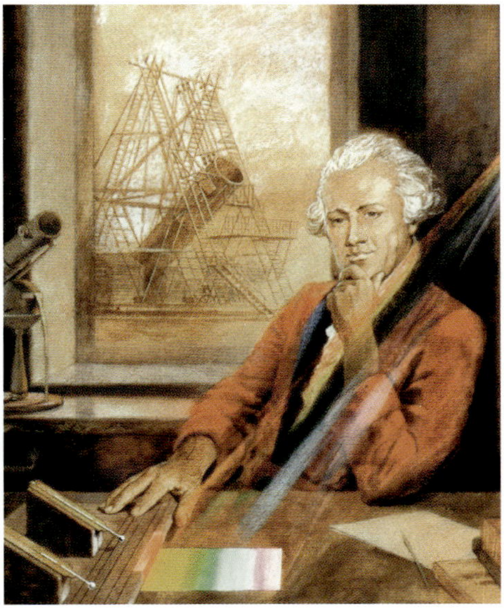

Sir Friedrich Wilhelm Herschel

1800 griff Sir Friedrich Wilhelm Herschel die Daten von Newton auf, forschte auf Basis dessen Vorarbeiten weiter und ermittelte den Erwärmungseffekt der einzelnen Farben. Dazu hielt er ein Glasthermometer in das Spektrum und fand heraus, dass die Erwärmung von Blau nach Rot hin zunahm. Er stellte auch fest, dass die Erwärmung jenseits des roten Endes des sichtbaren Spektrums höher wurde. Herschel schloss daraus, dass dort eine unsichtbare Form von Energie wirksam sein müsse und die Sonne über das sichtbare Licht hinaus eine „unsichtbare“ Strahlung aussendet. Herschel nannte es „Ultrarot“, später setzte sich aber der Name „Infrarot“ durch.

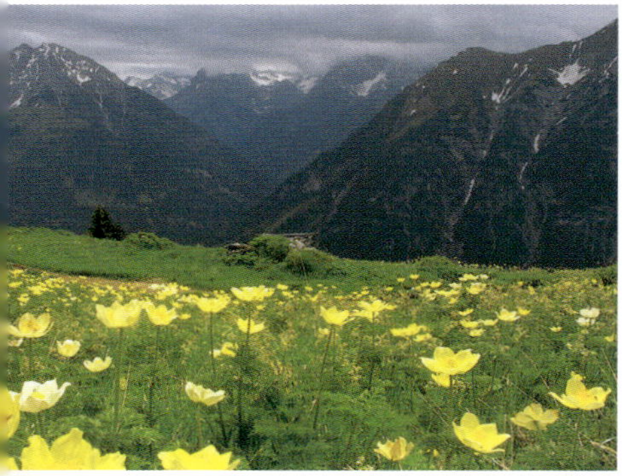

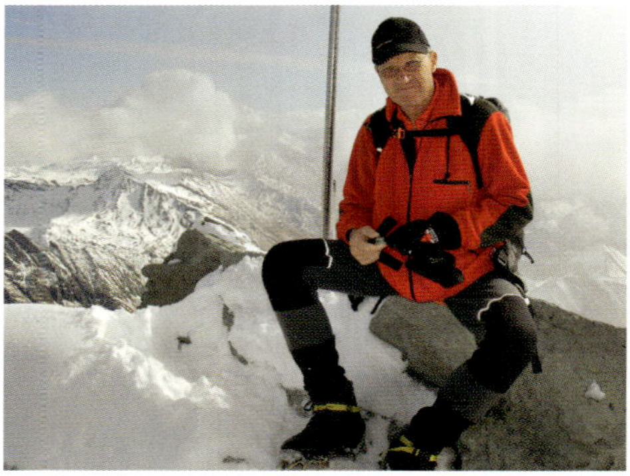

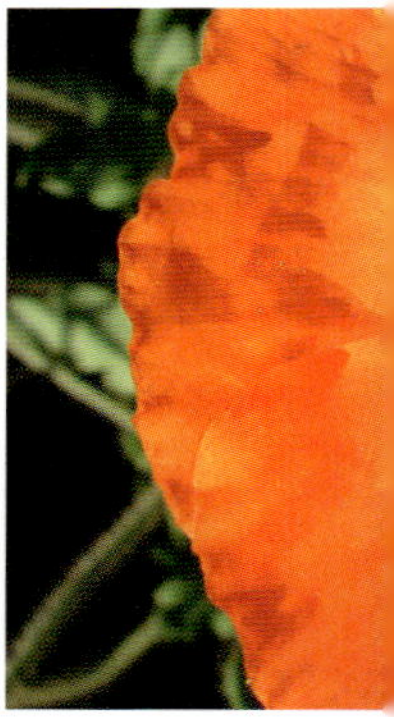

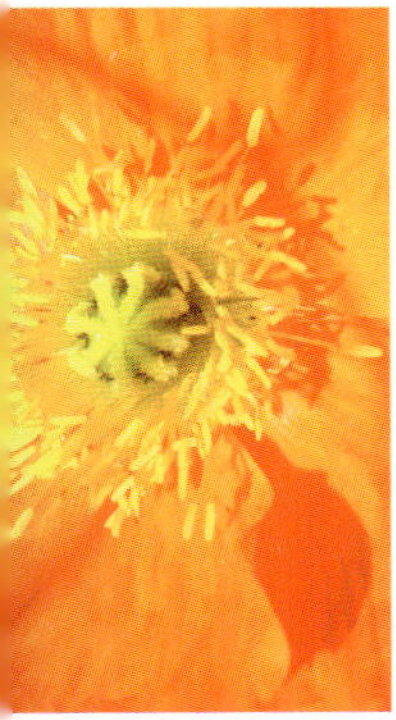 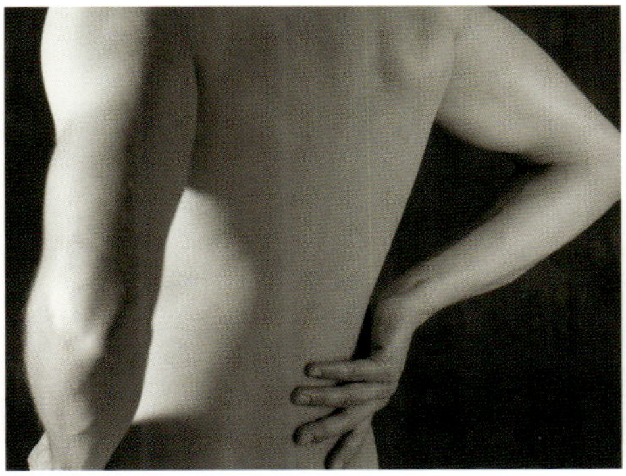 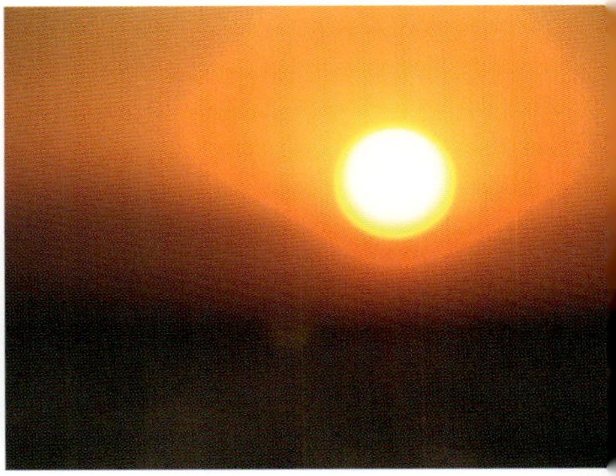

02 *Die Eigen-Therapie – eine heiße Phase.*

Es ist die Wärme, die wirkt!

Der Weg zurück in ein Leben ohne Schmerzen:

Die Eigen-Therapie – eine heiße Phase.

Ich verschwendete keine Zeit mehr, über das „Warum" nachzudenken. Wichtiger war in dieser Phase der Blick nach vorne und dass ich wieder gesund wurde. Der Glaube an mich und an die Selbstheilungskräfte meines Körpers gaben mir letztendlich die Kraft, mein Schicksal zu meistern.

Nachdem mein Entschluss, den Gipspanzer loszuwerden, getroffen war, musste ich schnell eine Alternative finden, die meine gebrochenen Wirbel zwischen den Infrarot-Bestrahlungseinheiten stützte. Irgendwie wollte ich ja meinen Alltag – so gut es eben ging – meistern. Auch hier bekam ich eine wertvolle Empfehlung, nämlich ein Stützkorsett aus Kunststoff, vergleichbar mit einem Mieder. Mein Unterfangen „Eigenbehandlung" nahm immer konkretere Formen an und sah nun folgendermaßen aus: Zuerst suchte ich ein Fachgeschäft in Innsbruck auf, in dem ich mich ausführlich beraten und mir ein Korsett anpassen ließ. Hier führte ebenfalls der „Zufall" wieder Regie, denn

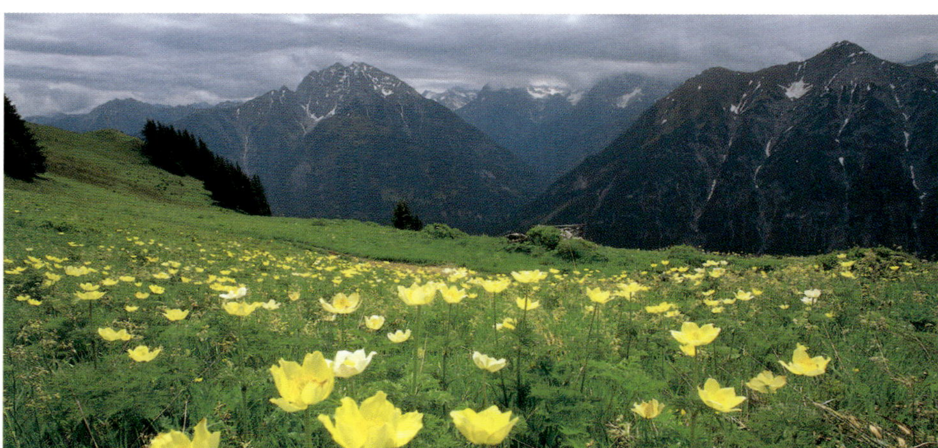

Es ist die Wärme, die wirkt!

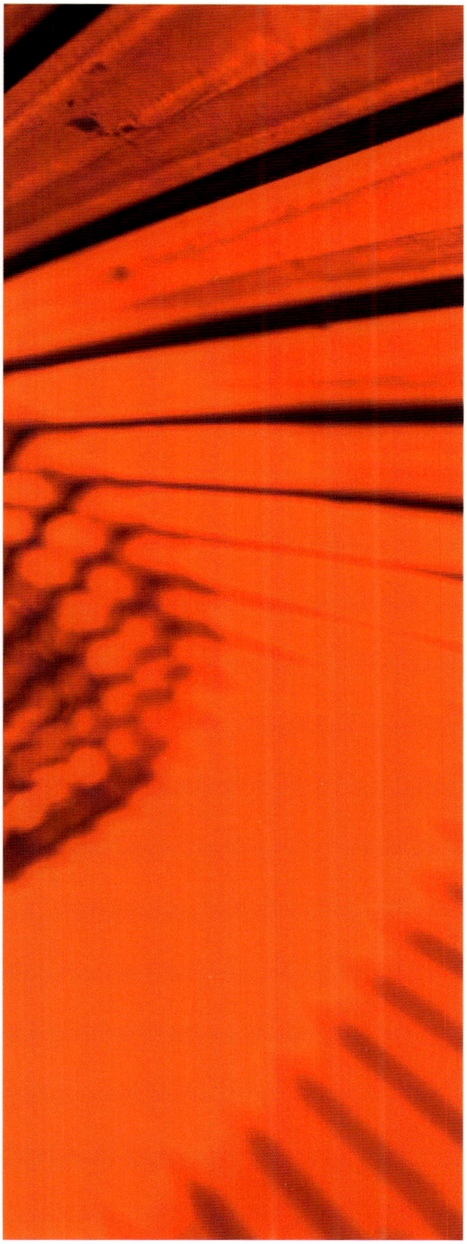

Die Rotlichtlampe gibt entsprechend ihrer Oberflächentemperatur ein Spektrum elektromagnetischer Strahlung ab und ein Großteil davon liegt im unsichtbaren Infrarotbereich. Die Infrarotphotonen treffen auf die Haut, geben ihre Energie ab und hören selbst auf zu existieren. Die Haut wird dabei erwärmt. Nun stellt sich aber die Frage, was ist „Wärme" eigentlich?

Was ist Wärme?

Hier lässt sich eine ausführlichere Erläuterung nicht umgehen, wobei die Frage im Vordergrund steht, wie man sich „Wärme" vorstellen muss. Vorab: Die Physik trennt die Begriffe „Wärme", thermische Energie und Temperatur strikt. Umgangssprachlich wird diese Trennung verwischt und der Begriff Wärme wird daher aus physikalischer Sicht oft falsch verwendet. Für einen ganz groben Einblick ist diese Trennung aber nicht unbedingt erforderlich.

Wärme beziehungsweise thermische Energie kann man auf mikroskopischer Ebene als ungerichtete Schwingung von Materie, also Vibration von Materie verstehen. Materie besteht aus kleinsten Bausteinen, den Molekülen, die sich ihrerseits wieder aus Atomen zusammensetzen. Beim absoluten Nullpunkt – also 0° Kelvin oder minus 273,15 °C, eine Temperatur, die selbst im Weltraum nicht anzutreffen ist – weisen diese Bausteine keine Eigenschwingung auf, sie liegen starr im Raum.

Je höher die Temperatur wird, umso heftiger beginnen die Bausteine der Materie zu schwingen. Anders ausgedrückt, je stärker die Bausteine der Materie vibrieren, desto höher ist ihre Temperatur.

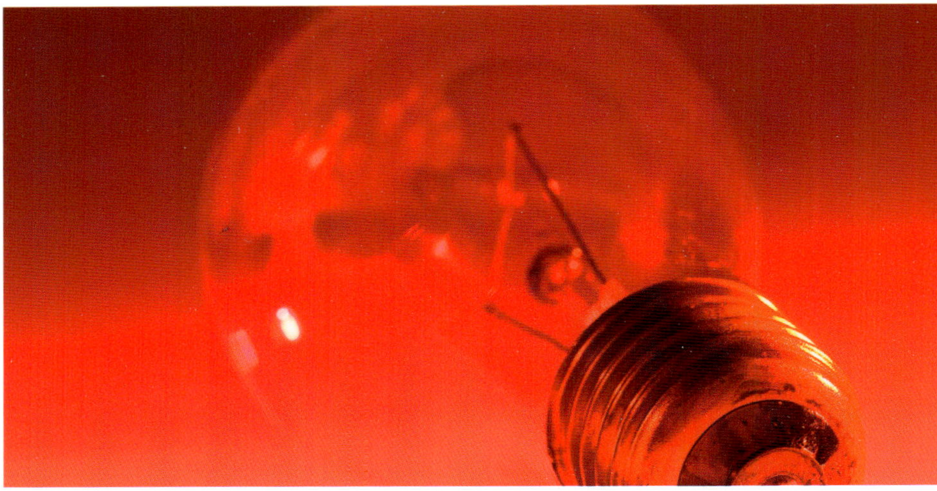

eine passende Schneidezange zum Entfernen des Gipskorsetts hatte das Fachgeschäft auch gleich zur Hand. Und so verließ ich den Fachhändler ohne Gips, aber mit einem passenden und angenehm sitzenden Korsett. Zweitens bat ich meine Frau Dorothe – die mich übrigens die ganze Zeit über fantastisch betreute und mir immer wieder Mut zusprach –, mir eine handelsübliche Rotlichtlampe zu besorgen. Diese Wärmelampe montierte ich auf dem Metallgestänge einer Stehlampe, so dass ich bequem (sofern man in dieser Situation und Lage überhaupt von „bequem" reden kann) darunter Platz fand und den Abstand zur Hautoberfläche jederzeit flexibel und schnell variieren konnte.

Die simple Entdeckung hieß: Wärme

An den Effekt meiner ersten Bestrahlung werde ich mich wohl ewig erinnern. Es war Mittwoch, noch sehr früh. Ich legte mich das erste Mal unter die selbst gebastelte „Wärmelampe" und ließ sie auf mich wirken. Unglaublich, aber wahr: Schon nach einer Stunde stellten sich die ersten Entspannungszeichen und damit ein Wohlbefinden ein, von dem ich die letzten Wochen nur hatte träumen können – welch phantastisches Gefühl und welch eine Erholung! Noch am gleichen Abend war es mir möglich, einigermaßen schmerzfrei von der Couch aufzustehen. Hätte mir tags zuvor jemand einen derartigen Erfolg vorhergesagt, ich hätte ihm nicht geglaubt – es war wie ein Wunder für mich. Mein lieber Freund, der Alternativmediziner aus Deutschland, hatte Recht. Zehn Tage lang wiederholte ich diese „Methode", die ich insgeheim voller Freude, spontan und mit etwas Ironie zu meiner „Heilmethode" erklärte. Ich hörte auf, jede einzelne Stunde, die ich unter der Lampe verbrachte, zu zählen. Rückblickend waren es viele Stunden am Tag, die ich unter der roten Strahlungslampe lag. Dieses Verfahren bot aber noch einen immens wichtigen Zusatznutzen: Am Bauch liegend, mit dem Kopf über dem Couchrand, konnte ich nicht viel anderes tun als lesen und Zeit hatte

Die Schwingungsenergie steht proportional zur Temperatur der Materie. Diese Schwingungsenergie ist auch die Ursache für die Veränderung des Aggregatzustandes von Materie – des Phasenübergangs von fest zu flüssig zu gasförmig.

Jeweils einen Teil dieser Schwingungsenergie können die Bausteine der Materie wieder abgeben – in Form von elektromagnetischer Strahlung, entsprechend dem Planck'schen Strahlungsgesetz. Die Materie kühlt dadurch ab – schwingt also weniger.

Übrigens ist es ein Naturgesetz, dass alles im Universum auf Dauer gesehen um Ausgleich bemüht ist. Wärme „fließt" immer von Materie höherer Temperatur zu Materie niedrigerer Temperatur, bis ein Temperaturausgleich erreicht ist. Für Interessierte führt dies in die Begriffswelt der „Entropie". „Wärme" ist also kein Zustand, sondern beschreibt, dass thermische Energie transportiert wird. Wir Menschen haben kein absolutes Temperaturempfinden, wir können nur den Zu- oder Abfluss thermischer Energie als Wärme oder Kälte fühlen.

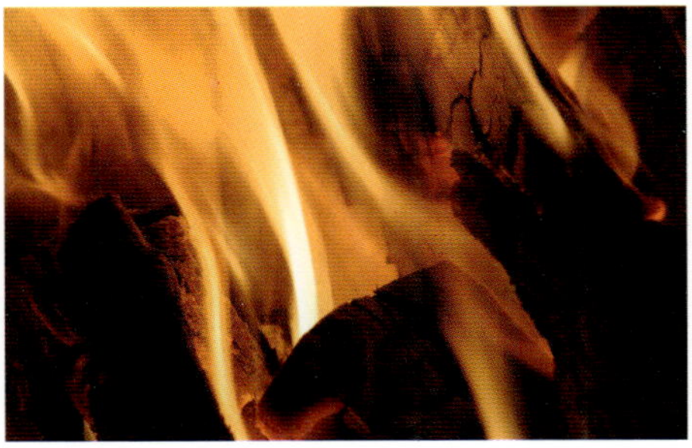

Ein Beispiel: Gehen Sie in einen Raum, in dem verschiedene Gegenstände über Stunden auf einer Tischplatte lagen, ohne durch eine Wärmequelle erwärmt worden zu sein. Fassen Sie nun Metall, Kunststoff, Holz, Schaumstoff oder Styropor an. Sie werden den Eindruck haben, dass das Metall am kältesten ist, das Styropor am wärmsten. In Wirklichkeit haben alle Gegenstände die gleiche Temperatur. Was Sie fühlen, das ist nur der Wärmetransport von ihrer warmen Hand zum kühleren Gegenstand. Metall hat eine hohe Wärmeleitfähigkeit und „entzieht" Ihrer Hand Wärme. Metall fühlt sich kalt an. Styropor hat dagegen eine sehr schlechte Wärmeleitfähigkeit. Es „entzieht" Ihrer Hand kaum Wärme und fühlt sich daher warm an.

Wirkungen der Infrarot-Strahlung auf den menschlichen Körper

Aus dem breiten Spektrum der elektromagnetischen Strahlung verfügt die Infrarotstrahlung gerade über die richtige Energie, um Materie, abhängig vom Absorptionsverhalten, nicht zu verändern, sondern in Schwingung zu versetzen, also zu erwärmen.

Unsere Haut absorbiert jede Infrarotstrahlung (A, B und C), deren Energie dadurch in Wärme umgewandelt wird. Während Infrarot-B- und -C-Strahlung dabei kaum in die Haut eindringen, können Photonen eines relativ kleinen Wellenlängenbereichs des Infrarot-A-Spektrums eine Eindringtiefe von bis zu fünf Millimetern erreichen. Allerdings werden auch in diesem schmalen Wellenlängenband bereits 95 Prozent der Infrarot-A-Strahlung in den darüber liegenden Hautschichten absorbiert und in Wärme umgewandelt. Nur ein 5%iger Anteil dieser Infrarot-A-Photonen erreicht also tiefere Hautschichten in bis zu 5 mm Tiefe (siehe S. 68).

Daher ist auch nachvollziehbar, dass eine direkte Erwärmung von Implantaten, die unter der Haut liegen (beispielsweise ein Herzschrittmacher, eine künstliche Hüfte oder Metallschrauben), durch die Infrarotstrahlung ausgeschlossen ist.

Tiefenwärme durch Infrarotstrahlung?

Auch der oft im Zusammenhang mit der Infrarotstrahlung verwendete Begriff *„Tiefenwärme"* kann nicht durch die Eindringtiefe der Infrarotstrahlung begründet werden.

ich genügend zur Verfügung. Es war „sonnenklar", womit ich mich befasste: Zum einen saugte ich neugierig alle Informationen auf, die ich über die Wirkungsweise von Infrarot-Strahlung kriegen konnte. Und zum anderen vertiefte ich mich in eine für mich äußerst interessante und spannende Publikation des amerikanischen Wissenschaftlers und Schriftstellers Baird T. Spalding. In seinem Bericht über Asien mit dem Titel: „Leben und Lehren der Meister im Fernen Osten" berichtet er von spirituellen Meistern, die er während seiner Reisen dort aufgesucht hatte. Ich war fasziniert von diesem Werk und erweiterte meinen Horizont über die verborgenen Fähigkeiten des menschlichen Wesens.

Nach zehn Tagen intensiven Bestrahlens und Lesens war ich bereits wieder in der Lage, mich schmerzfrei zu bewegen. Es ist schon bemerkenswert, wie man das „gesund sein" zu schätzen lernt, wenn man krank ist. Ich wollte mich für mein bisheriges Durchhaltevermögen und meine Disziplin zwischendurch selbst belohnen, das war an diesem Punkt meiner Rekonvaleszenz für meine Psyche extrem wichtig. Deshalb beschloss ich, mit meiner Familie einen Skiurlaub in der Steiermark zu verbringen. Natürlich wollte ich noch nicht auf die Skipiste zurückkehren, denn ein neuerlicher Sturz wäre in meiner Situation fatal gewesen. Mit eiserner Disziplin, umgeschnalltem

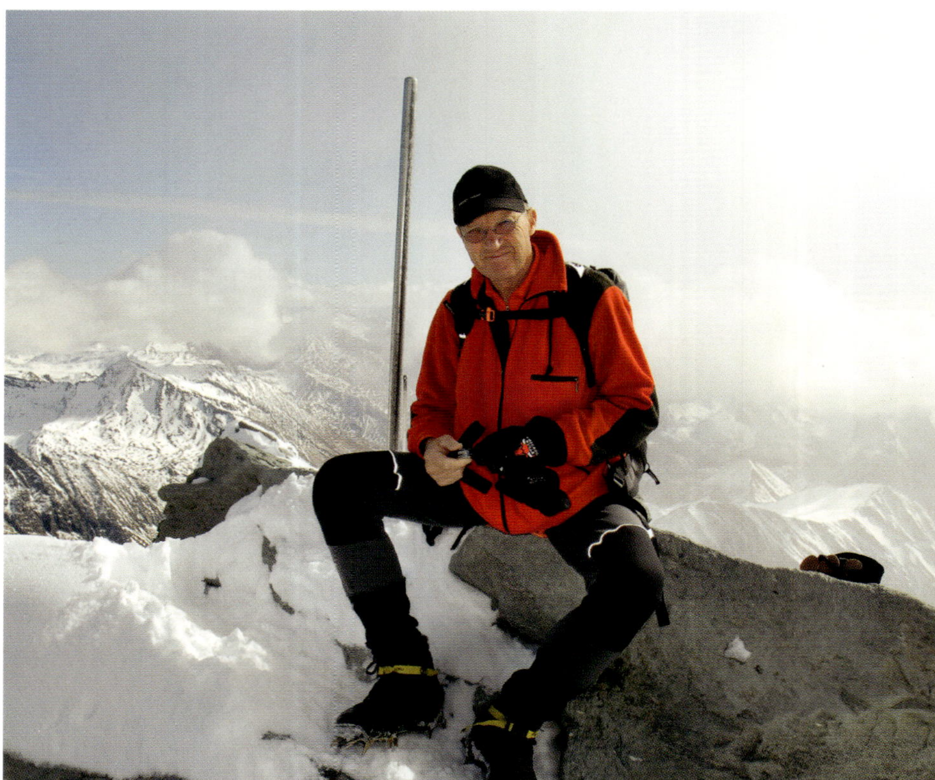

Bergsteigen ist ein Lebenselixier – Großglockner Oktober 2008.

Der Bergriff „Tiefenwärme" ist kein medizinischer Fachterminus. Man spricht in Fachkreisen von „Tiefenwärme", wenn es gelingt, lokal und selektiv tief liegendes Gewebe (z.B. einen Tumor) im Körper zu erwärmen oder die Körperkerntemperatur zu erhöhen. Aufgrund der fehlenden direkten Tiefenwirkung der Infrarotstrahlung verwendet man zur selektiven, lokalen Überwärmung von Tumorgewebe elektromagnetische Strahlung aus einem völlig anderen Spektrum (Radiofrequenzen). Im Zusammenhang mit Infrarotstrahlung kann man von Tiefenwärme eigentlich nur sprechen, wenn es gelingt, die Körperkerntemperatur zu erhöhen.

Thermische und nicht thermische Wirkung der Infrarotstrahlung

Neben der „thermischen Wirkung", also dem Übertrag „thermischer Energie", diskutiert man in der Wissenschaft auch so genannte „nicht thermische Wirkungen" der Infrarotstrahlung auf lebende Zellen. Die Energie der Infrarotstrahlung ist zu gering, um Moleküle direkt zu verändern. Allerdings können lebende Zellen durch elektromagnetische Strahlen niederer Energie beeinflusst werden, wie dies auch im Fall von Elektrosmog diskutiert wird.

Bezüglich einer „nicht thermischen Wirkung" der Infrarotstrahlung ist die wissenschaftliche Literatur im positiven wie im negativen Sinne sehr widersprüchlich. Mehrere aktuelle Arbeiten geben allerdings zu der Vermutung Anlass, dass Infrarot-A-Strahlung bei häufiger Anwendung über einen längeren Zeitraum hinweg die Hautalterung beschleunigen und Hautkrebs verursachen kann. Warum dies gerade Infrarot-A-Strahlung betrifft, ist einfach zu erklären: Infrarot-A-Photonen eines bestimmten, schmalen Wellenlängenbereiches – wenn auch nur sehr wenige – erreichen in tieferen Hautschichten lebende Zellen, die auf diesen Reiz reagieren können. Infrarot-C-Strahlung dringt hingegen nicht so tief ein und gibt ihre Energie bereits an die darüberliegenden, verhornten Hautzellen ab. Diese Zellen, die die äußere mechanische Schutzschicht unserer Haut bilden, haben keinen Stoffwechsel und können daher selbst nicht mehr auf Reize reagieren.

Es wird also angenommen, dass die tiefergehenden Infrarot-A-Photonen einen Reiz auf stoffwechselaktive Hautzellen ausüben, der auf genetischer Ebene zu Veränderungen im Zellstoffwechsel führt (man nennt dies Transkriptionsveränderungen). Das bedeutet, das Infrarot-A-Photon schädigt zwar die Erbinformation (DNA) der Zelle nicht direkt – dafür reicht die Energie nicht aus –, aber die Zelle versucht auf die vom Photon übertragene Energie mit einer Veränderung des Stoffwechsels zu reagieren. Kommt es dabei zu einem „Arbeitsunfall", kann eine Erkrankung entstehen. Ein einziger „Arbeitsunfall" kann unter Umständen ausreichen.

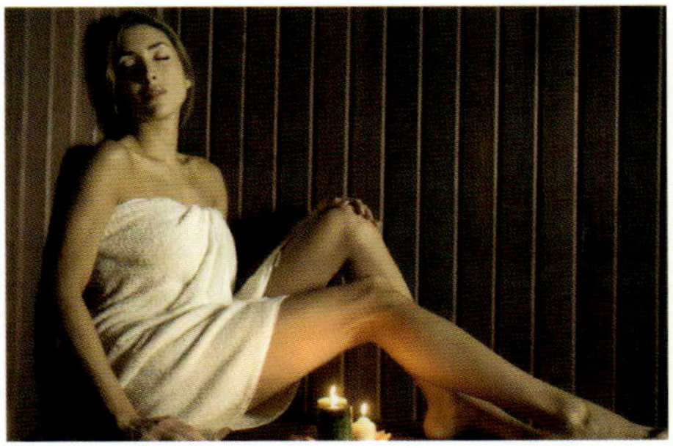

Mittlerweile sind Sonnencremes erhältlich, die neben dem üblichen UV-Schutz auch einen Infrarot-A-Schutz enthalten. In der medizinischen Anwendung dürfte dieser Zusammenhang von untergeordneter Bedeutung sein, da die Infrarot-A-Exposition bei den verschiedenen Anwendungen (Ganzkörperhyperthermie oder lokale Wärmeanwendung) kontrolliert nur über einen kurzen Zeitraum erfolgt. Verschiedene Fachleute raten aber davon ab, Infrarot-A-Strahlung im Heimbereich einzusetzen.

Zusammenfassend kann man also festhalten, dass Infrarotbestrahlungen eine Form von Wärmeanwendungen sind.

Korsett und mit Skistöcken in der Hand für die Balance und Sicherung (das heutige „Nordic-Walking“ käme dem gleich) probierte ich vorsichtig und kontrolliert meine ersten Schritte auf einem Berg. Es gelang mir, meine Muskulatur, insbesondere die des Rückens, zu aktivieren und zu stärken sowie meine Gesamtkonstellation wieder zu verbessern. Dass die Rotlichtlampe immer mit dabei war, wurde für mich normal. Und wann immer ich Zeit fand und ich es für angebracht hielt, legte ich mich in mein Hotelzimmer und bestrahlte meinen Rücken, wenn auch schon auf ca. 3 – 4 Stunden am Tag reduziert.

Was war passiert? Rückblickend kann ich resümieren, dass die tagelange, intensive und lokale Wärmezufuhr ungeahnte Selbstheilungskräfte in mir mobilisierte, da sich die Wärme vom Rücken ausgehend über die Lymphen und nicht zuletzt durch den Blutkreislauf auf den gesamten Organismus ausbreitete. Diese wohltuende Wärme wurde bis zu den inneren Organen transportiert und brachte so meine Abwehrkräfte ordentlich in Schwung. Schmerzen, Blutergüsse und hartnäckige Verspannungen lösten sich in nichts auf. Eine Entdeckung, die für mich geradezu „überlebenswichtig“ war! Und übrigens: Bis heute hatte ich diesbezüglich keine größeren Beschwerden mehr – und ich bin mir sicher, auch in Zukunft keine mehr zu bekommen!

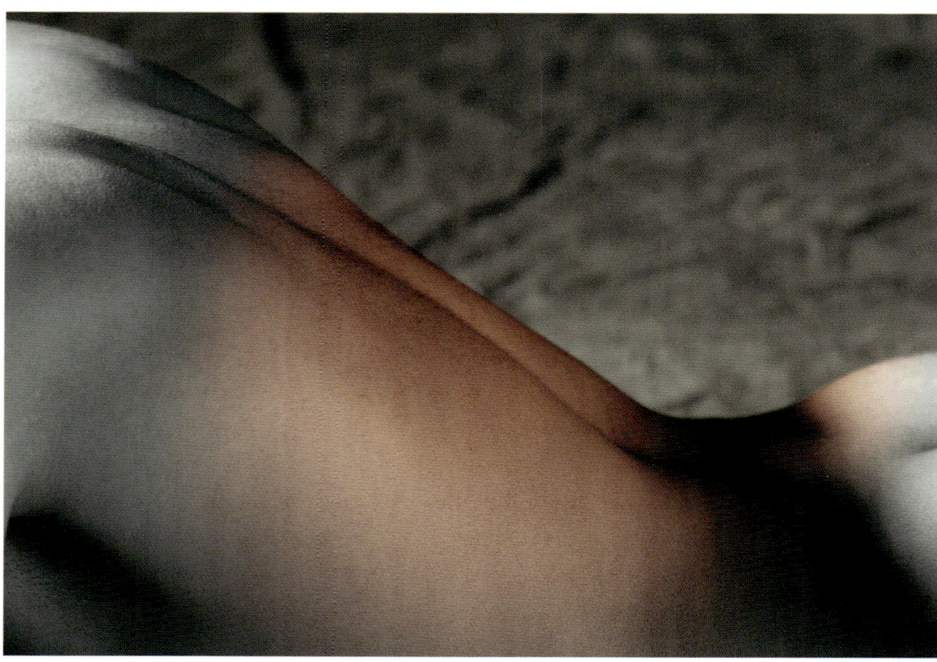

Im wahrsten Sinne des Wortes garantiert ein „starker Rücken“ eine hohe Lebensqualität.

Wärmeanwendungen

Wärme wird seit Jahrtausenden auf vielfältige Weise zur Steigerung des Wohlbefindens und zur Linderung zahlreicher, vor allem chronischer, Beschwerden des Bewegungsapparates eingesetzt. Schon die ägyptische Hochkultur kannte heiße Sandbäder. In der Antike waren die klassischen Wärmeanwendungen in den Thermalbädern in Griechenland und Rom fester Bestandteil von Vorsorge und Behandlung. Und von den Indianern ist eines der ältesten Verfahren zur Überwärmung des gesamten Körpers überliefert, das Schwitzhüttenritual, quasi ein Vorläufer unserer Sauna. Es finden sich auch Belege aus dem alten Ägypten und dem Mittelalter für den Versuch, Tumoren mit Wärme zu behandeln.

Die positive Wirkung von Wärme auf das Allgemeinbefinden steht kaum in Frage. Schmerzlinderung und Muskelentspannung, Durchblutungssteigerung und Stoffwechselanregung, aber auch die psychische Entspannung unter dem Einfluss wohldosierter Wärme sind allgemein bekannt. Vielfach lindert Wärme nur die Symptome einer Erkrankung, beseitigt aber nicht deren Ursache. Aber vor allem bei chronischen Befindlichkeitsstörungen im Alter können eine verminderte Durchblutung, eine verringerte Versorgung des Gewebes, ein reduzierter Stoffwechsel sowie eine erhöhte Konzentration so genannter „Schlackenstoffe" ursächlich für die Beschwerden sein. Die Wärmeanwendungen können hier also unter Umständen die Ursache mildern. Ein Heilungsversprechen kann daraus aber keinesfalls abgeleitet werden.

Durch die Rückbesinnung darauf, den Menschen auch in medizinischer Hinsicht wieder mehr als Einheit von Körper und Psyche zu sehen, erfahren die verschiedenen Wärmeanwendungen wieder mehr wissenschaftliche Beachtung. Relativ neu ist die Erkenntnis, dass verschiedene Wärmeanwendungen jeweils ganz andere Auswirkungen auf den menschlichen Körper haben. Je nach Umgebungstemperatur, Art, Dauer und Ort des Wärmeeintrags werden im Körper unterschiedliche Reaktionen hinsichtlich der Wärmeregulation angeregt: mit unterschiedlichem Einfluss auf die Durchblutung und Gewebeversorgung, den Stoffwechsel, die Organe und die so genannte Entgiftung, auf das Immunsystem wie auch auf das vegetative Nervensystem und natürlich auf unsere Psyche. Letzterer misst man eine zunehmende Bedeutung bei, denn gerade in den Industrieländern werden z.B. Kreuzschmerzen – also Schmerzen im unteren Rückenbereich – in vielen Fällen psychisch verstärkt.

Wie reagiert und reguliert der Körper Wärme?

Wir Warmblüter haben die Fähigkeit, unsere innere „Betriebstemperatur" unabhängig von den Umgebungsbedingungen konstant zu halten. Das hat den Vorteil, dass wir auch in der kälteren Jahreszeit leistungsfähig sind, im Gegensatz zu den wechselwarmen Tieren, denen es bei niedrigen Temperaturen sichtlich schwerfällt, aktiv zu bleiben. Die optimale innere Betriebstemperatur des Menschen liegt bei ca. 37 °C, man bezeichnet diese auch als normale Körperkerntemperatur. In der Wissenschaft streitet man ein wenig darüber, was denn nun eigentlich die Körperkerntemperatur ist und wo man diese messen kann. So herrschen in der Leber, dem biochemischen Labor des Körpers, höhere Temperaturen. Die rektale Messung gilt heute aber immer noch als am aussagekräftigsten.

Bei ca. 37 °C laufen die biochemischen Prozesse in den Organen mit einem hohen Wirkungsgrad ab. Allerdings liegt dieser je nach Stoffwechselbereich dennoch nur bei mageren 40 – 60 Prozent. Der Rest der Energie wird als „biochemische Verbrennungswärme" abgegeben. Im Vergleich dazu erreichen moderne Elektromotoren einen Wirkungsgrad von über 90 %. Das bedeutet, dass 90 % des eingesetzten Stroms auch tatsächlich in Bewegungsenergie umgesetzt werden. Nur 10 % gehen als „Wärme" verloren.

Muss Wärme abgegeben werden, wird die Durchblutung in der Peripherie erhöht – die Haut erscheint rot. Reicht das nicht aus, setzt die Schweißbildung ein.

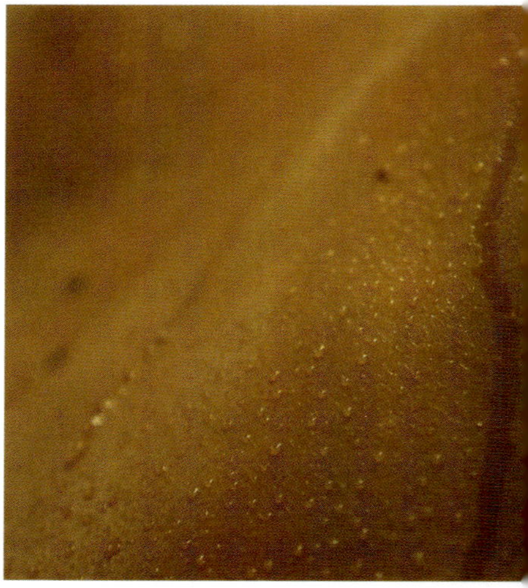

Die Folge daraus: Der Mensch muss im Normalfall ständig Wärme im Infrarot-C-Bereich abstrahlen, um nicht dem Hitzetod zu erliegen. Im Durchschnitt geben wir ca. 150 bis 200 Watt pro Stunde Wärmestrahlung ab. Um unsere Innentemperatur in diesem engen Temperaturbereich konstant halten zu können, nutzt der Organismus drei wesentliche Prinzipien:

» *Wärmeabstrahlung*
» *Verdunstungskälte*
» *die aktive Wärmeproduktion*

Damit vom Körper überschüssige Wärme geregelt abgegeben werden kann, transportiert das Blut Wärme aus dem Körperinneren zu den Extremitäten und der Haut. Über die Haut wird diese thermische Energie als Infrarot-C-Strahlung an die Umwelt abgegeben (Wärmeabstrahlung). Das Blut wird dadurch gekühlt und gelangt danach wieder ins Körperinnere. Über die Durchblutung der Peripherie und der Haut kann also die Wärmeabgabe gesteuert werden.

Muss Wärme abgegeben werden, wird die Durchblutung in der Peripherie erhöht – die Haut erscheint rot. Reicht das nicht aus, setzt die Schweißbildung ein. Der Schweiß verdunstet (Verdunstungskälte), wobei die dafür notwendige Wärmeenergie der Haut entzogen wird – Haut und Blut werden dadurch gekühlt. Abtropfender Schweiß ist daher für die Wärmeregulation nutzlos.

Wenn es zu kalt ist, wird die Durchblutung in der Peripherie auf ein Minimum gedrosselt, um möglichst viel Wärme im Körper zu behalten. Die Muskeln fühlen sich steif an und die Haut erscheint blass und kalt. Ist uns immer noch kalt, beginnen wir zu zittern, um mit Muskelarbeit zusätzliche Wärme zu erzeugen (aktive Wärmeproduktion).

Individuelle Faktoren beeinflussen die Wärmeregulation

Wenn sich die Wärmeverluste an die Umgebung und die Wärmeaufnahme aus der Umgebung die Waage halten, spricht man von einer „thermisch neutralen Umgebung“ oder auch der „Indifferenztemperatur“. Der Körper muss keine Energie aufwenden, um sich aktiv zu kühlen oder aktiv zu erwärmen. In dieser Situation wird übrigens bei einem ruhenden Menschen der Grundumsatz bestimmt, also jener Energieverbrauch, der unerlässlich ist, um die Basislebensfunktionen aufrechtzuerhalten. Da sich in thermisch neutraler Umgebung das „Temperaturregelsystem“ sozusagen „in Ruhe“ befindet, kann der Organismus über die Haut sehr leicht Wärme aufnehmen oder abgeben.

Die Indifferenztemperatur liegt bei einem ruhenden und unbekleideten Menschen bei ca. 30 – 36 °C. Die doch relativ große Temperaturspanne ist unter anderem durch die individuell unterschiedlich große, relative Hautoberfläche zu erklären.

Die relative Hautoberfläche errechnet sich aus dem Verhältnis der Körpermasse zum Körpervolumen. Säuglinge weisen die größte relative Hautoberfläche auf und zierliche Frauen haben eine größere, relative Hautoberfläche als große Männer. Je größer die relative Hautoberfläche ist, umso mehr Wärme kann relativ zur Körpermasse über die Haut abgestrahlt werden. Schon aus diesem Grund ist es logisch, dass Frauen in der Regel später schwitzen.

Ein weiterer individueller Unterschied ist die Dicke der Unterhautfettschicht. Menschen mit einer dickeren Unterhautfettschicht sind besser „isoliert“ und verlieren deutlich weniger Wärme. Sie schwitzen aber in der Regel auch schneller. Schlanke Menschen mit einer relativ dünnen Unterhautfettschicht verlieren über die Haut wesentlich mehr Wärme.

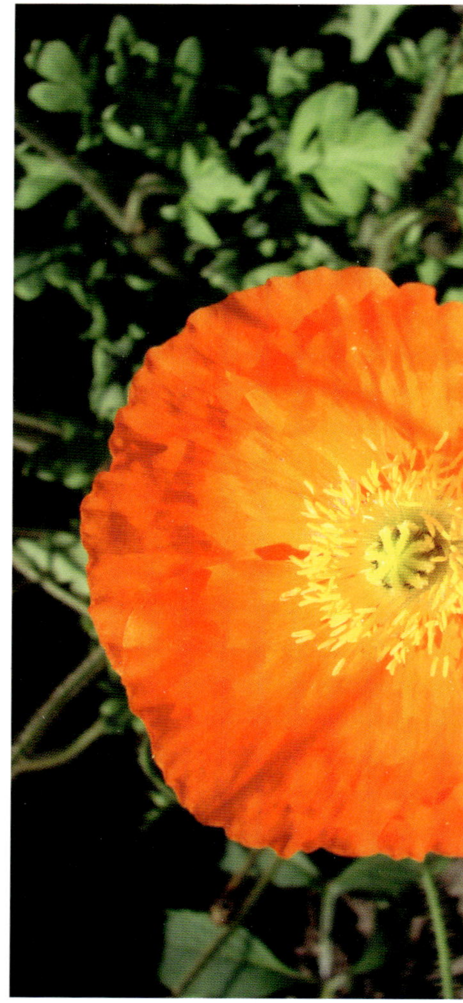

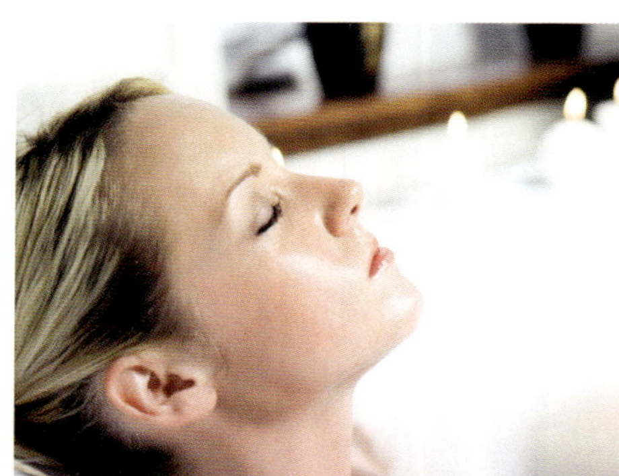

Lokale Erwärmung der Haut

Setzt man die Haut, unsere äußere Schutzhülle, einem lokalen Wärmereiz aus, beispielsweise durch eine Wärmflasche, heiße Luft oder Infrarotstrahlung, so reagiert sie mit einer lokalen Erhöhung der Durchblutung. Das Blut führt die Wärme ab und kühlt die Haut. Untersuchungen haben gezeigt, dass die menschliche Haut eine Eigentemperatur von 43 °C ohne Schäden acht Stunden aushält, 43,9 °C dagegen nur noch vier Stunden und 44,8 °C nur noch zwei Stunden lang. 48,3 °C Eigentemperatur erzeugen schon nach wenigen Minuten akute Hitzeschäden[10]. Es ist nur logisch, dass uns die Wärmerezeptoren der Haut im Bereich von 43 – 46 °C „Gefahr" melden. Unsere Haut ist also darauf angewiesen, ihre Temperatur zu regulieren. Dazu stehen ihr ebenfalls die Regulation der Durchblutung sowie die Kühlung durch die Schweißbildung (Verdunstungskälte) zur Verfügung. Nur wenn die Haut ihre natürliche Wärmeregulation durchführen kann, wird das Risiko von Hitzeschäden bei einer lokalen Wärmeanwendung minimiert.

So können bei der Wärmezufuhr im Bereich großflächiger Narben mit schlechter Durchblutung oder bei Störungen der Gefäßsteuerung (Polyneuropathie, Querschnittlähmung) „heiße Stellen" auftreten. Ferner kann man leicht ableiten, dass der direkte Kontakt der Haut mit einer Wärmequelle Nachteile hat, da der Druck die Durchblutung stört und die Haut zudem die Verdunstungskälte kaum nutzen kann. Bei Wärmeanwendungen über die Haut sollte man also vorsichtig sein.

Auf welche Arten kann man Wärme übertragen?

Wärme kann dem Körper auf unterschiedliche Arten zugeführt werden: durch direkte Wärmeleitung, „Konduktion" (z.B. Fango, Heizkissen, Wärmflasche), durch „Konvektion" (z.B. heiße Luft) oder durch Strahlung (Infrarot).

1) Konduktion

Konduktion ist die Wärmeübertragung durch den direkten Kontakt mit einer Wärmequelle wie zum

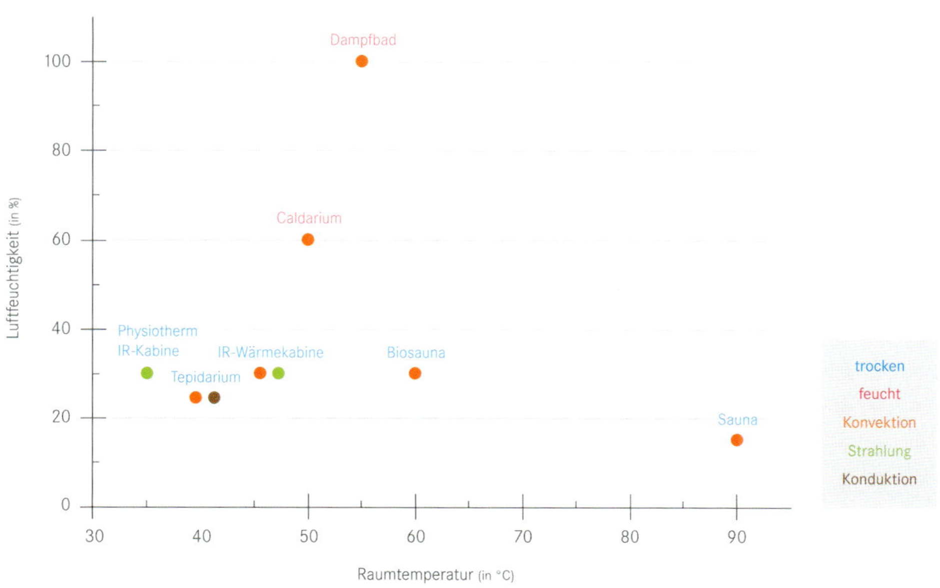

[10] Wienert V, et al: {Local thermal stress tolerance of human skin}. Anasth Intensivther Notfallmed 1983; 18:88-90.

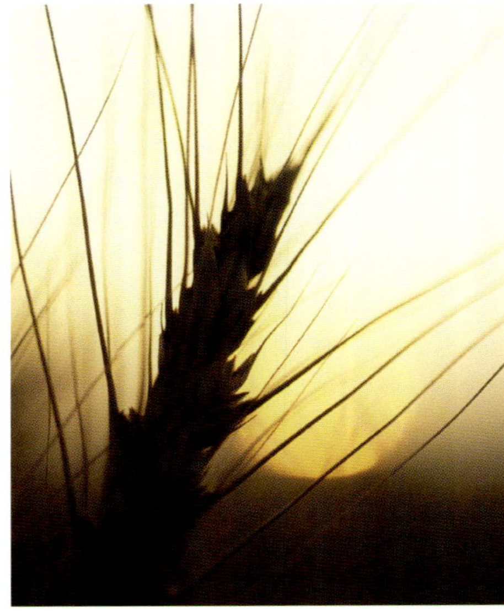

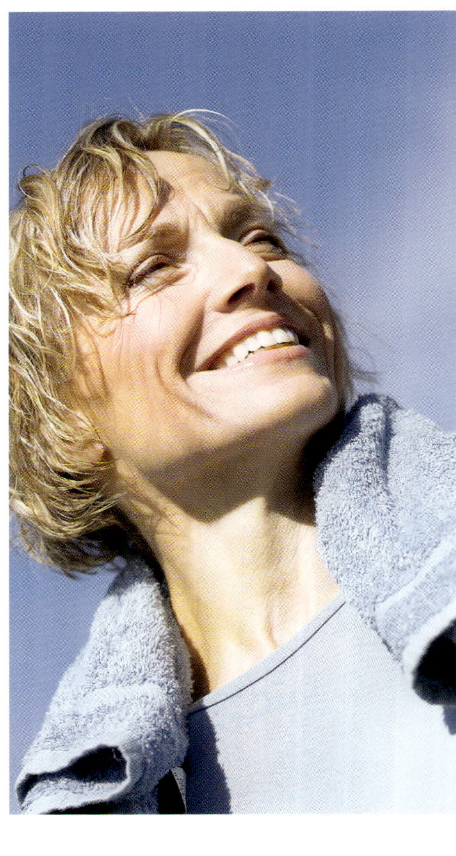

Beispiel einem Heizkissen, einer Wärmflasche, Moor oder einem heißen Stein. Die thermische Energie wird dabei direkt zwischen den Molekülen übertragen. Wir wissen jetzt, dass die Wärmequelle dabei Schwingungsenergie auf die Haut überträgt. Der mögliche Nachteil bei dieser Art der Wärmezufuhr liegt darin, dass die Thermoregulation der Haut unter Umständen gestört wird. Mit anderen Worten: In jenem Areal, wo die Wärmequelle (z.B. Wärmekissen) aufliegt, kann durch den Druck die Blutzirkulation in der Haut behindert werden. Die Wärme kann daher nicht in ausreichendem Maße aus der Haut abgeführt werden. Zudem ist die zusätzliche Kühlung durch die Verdunstung von Schweiß nicht möglich. Es kann daher relativ leicht zu „heißen Stellen" (Hot Spots) kommen, an denen Hautschäden auftreten.

2) Konvektion

Bei der Konvektion erfolgt die Wärmeübertragung durch den Transport von Teilchen, die thermische Energie mit sich führen und sich mehr oder weniger frei bewegen können. In Festkörpern oder im Vakuum kann es folglich keine Konvektion geben. Sie kann nur bei Gasen oder Flüssigkeiten auftreten. Auch bei dieser Art der Wärmezufuhr kann eventuell die Thermoregulation der Haut gestört werden. Vor allem Flüssigkeiten können durch Druck die Hautdurchblutung stören und verhindern eine Kühlung durch Verdunstungskälte. Das Prinzip der Konvektion wirkt unter anderem bei Radiatoren (Heizung), in Dampfbädern und Saunen.

3) Strahlung

Infrarotstrahlung überträgt ihre Energie als thermische Energie dagegen berührungslos. Somit werden die Durchblutung, die Wärmeabstrahlung und die Schweißbildung der Haut nicht durch den direkten Kontakt mit einer Wärmequelle beeinträchtigt. Infrarotstrahlung bietet dabei einige zusätzliche Vorteile, denn sie ist gut abzugrenzen (lokal) und gut dosierbar (Bestrahlungsstärke).

Welche Wirkungen hat Wärme?

Man unterscheidet vier Hauptbereiche der Wärmewirkung:

1. *Lokale Effekte*
   - *Durchblutung, Muskelentspannung, Schmerzlinderung*
2. *Effekte auf Organe über kutiviszerale* Reflexe*
3. *Effekte durch eine Erhöhung der Körperkerntemperatur*
   - *Zusätzlich zu 1.: Immunmodulation, Perfusion, Stoffwechsel*
4. *Effekte auf die Psyche, primär und sekundär*
   - *Primär (Wärme und Licht)*
   - *Sekundär (Entspannung und Schmerzreduktion)*

* kutiviszeral – Wirkung von der Haut aus auf die Eingeweide

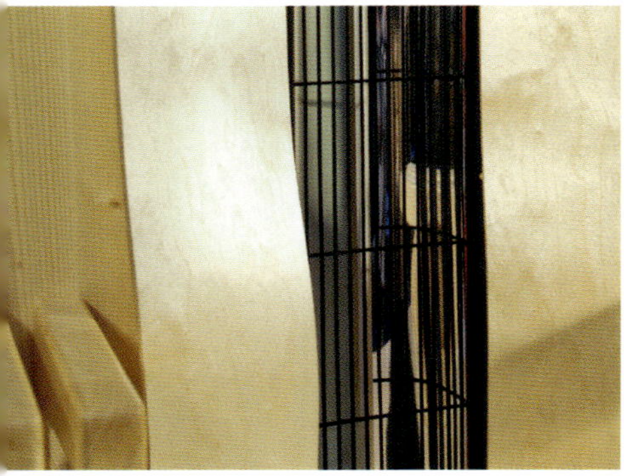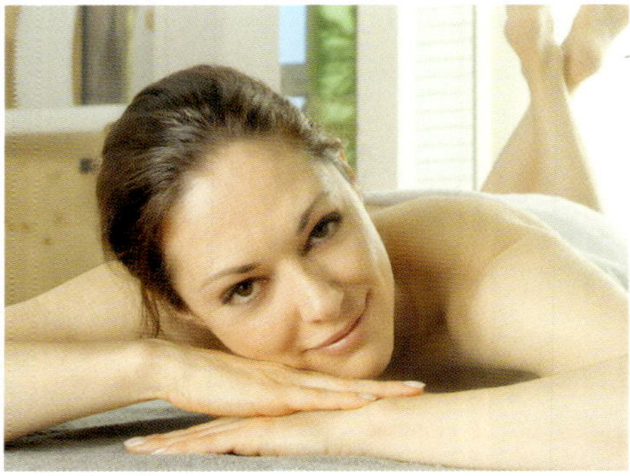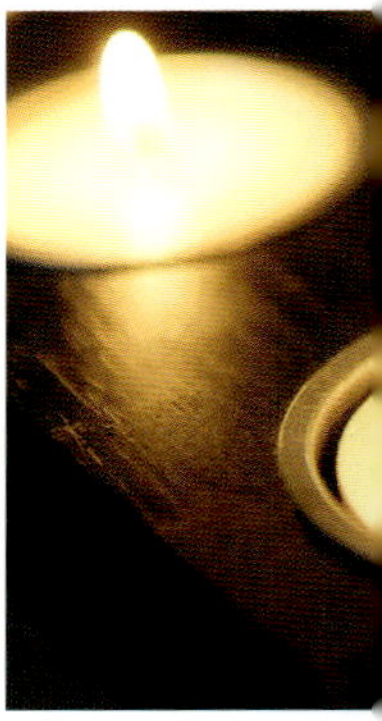

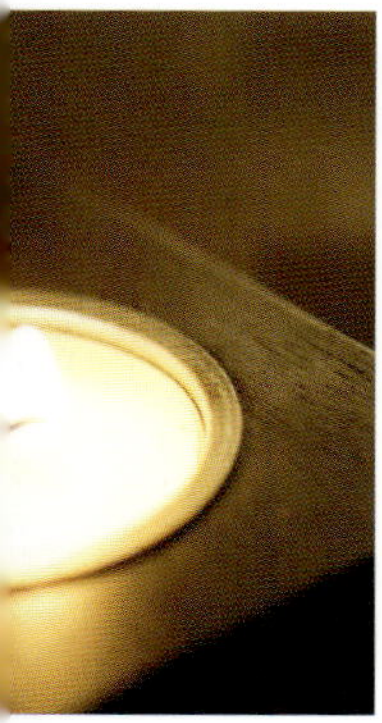

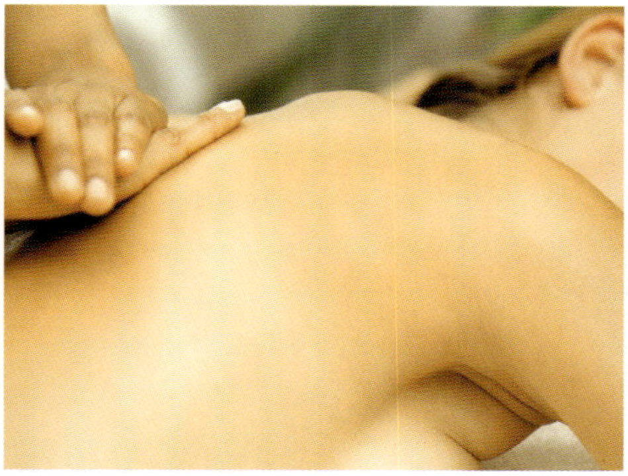

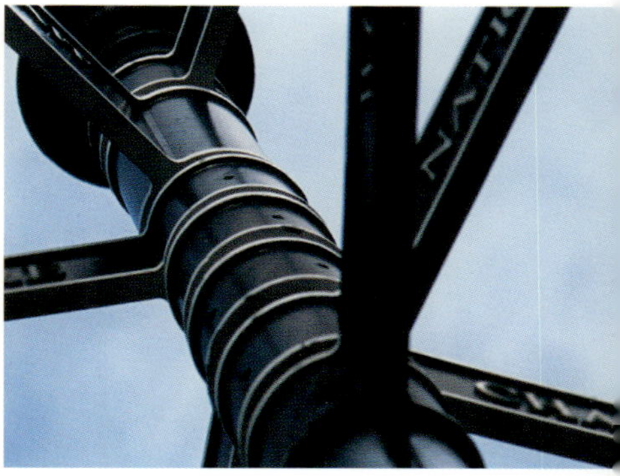

03 *Eine Vision nimmt Form an.*

Wärmeanwendungen.

Jede Reise beginnt mit dem ersten Schritt:

Eine Vision nimmt Form an.

Das Leben bietet viele „offene Türen“ und damit reichlich Chancen zur persönlichen Weiterentwicklung – man muss sie nur erkennen. Oft dauert es seine Zeit, bis wir reif dafür sind, sie auch wahrzunehmen.

Ein Jahr verging, mein Rücken war wieder rehabilitiert und ich ertappte mich immer öfter bei dem Gedanken, warum gerade mir dieses Schicksal widerfahren war – ich bekam aber keine Antwort. Wenn (wie in diesem Fall mir) ein Missgeschick passiert, so muss es auch etwas Gutes daran geben. Wenn mich ein Begriff am besten charakterisieren kann, so würde ich mich selbst als einen „Sucher“ bezeichnen. Als einen Menschen, der in allem einen Sinn finden will; herausfinden will, warum Dinge passieren, denn für mich gibt es keine „Zufälle“. Ich bin nach wie vor vom Prinzip „Ursache und Wirkung“ überzeugt – das ist ein Grundpfeiler meines Lebens. Ich musste in meinem Unglück, das mir im Winter 1994 widerfahren war, den Sinn finden. Vor allem in der

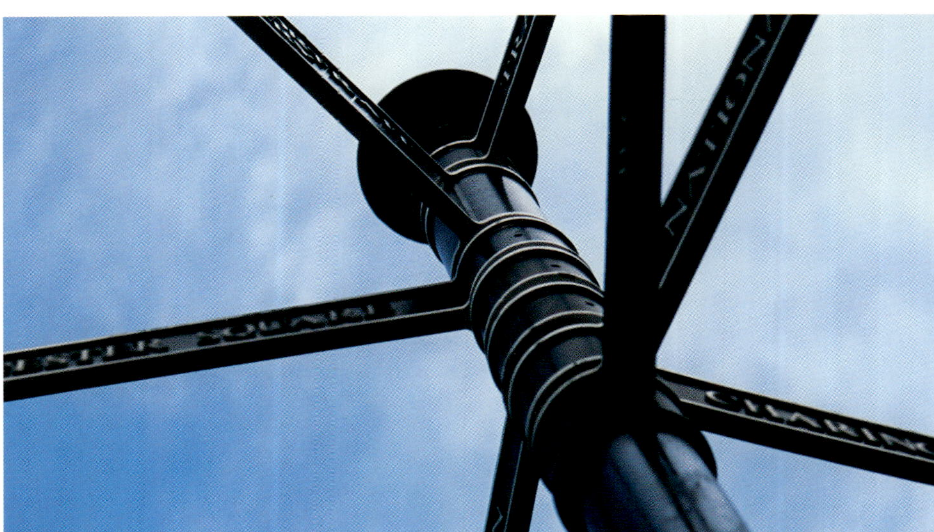

Hinsichtlich der Art des Wärmeübertrags an den menschlichen Körper sind – wie bereits erwähnt – drei Möglichkeiten zu unterscheiden. Diese sind in der Praxis allerdings meist nicht streng zu trennen. So wird zwar in einer Sauna die Wärme zum überwiegenden Teil durch heiße Luft (Konvektion) übertragen, der Anteil an Infrarotstrahlung (Saunaofen, heiße Wände) ist aber keinesfalls zu vernachlässigen. Umgekehrt hat man bei Infrarotwärmekabinen, die konzeptionell mit einer Lufttemperatur oberhalb der Indifferenztemperatur (30 – 36 °C) arbeiten, auch immer einen nicht zu vernachlässigenden Anteil an Wärmeübertrag durch Konvektion.

Lokale Wärmeanwendung

Wärmeanwendungen können mit dem Ziel erfolgen, lokal begrenzt eine Körperregion (Nacken, Rücken, Gelenk, Nasennebenhöhlen etc.) zu erwärmen. Beispielhaft sind hier Fango, Heißluft, Heublumenkissen, Samenkissen und Infrarotstrahler zu nennen, wobei für das natürliche Fango und z.B. auch das Heublumenkissen zusätzliche Effekte propagiert werden, die durch den Übertritt von Pflanzeninhaltsstoffen zustande kommen sollen. Eine lokale Erwärmung tieferer Gewebeschichten wird hier durch die direkte Wärmeleitung (Konduktion) im Gewebe erreicht – völlig unabhängig davon, ob diese Körperregion „von außen" mit Infrarot A, B oder C bestrahlt oder direkt durch eine Wärmflasche erwärmt wird.

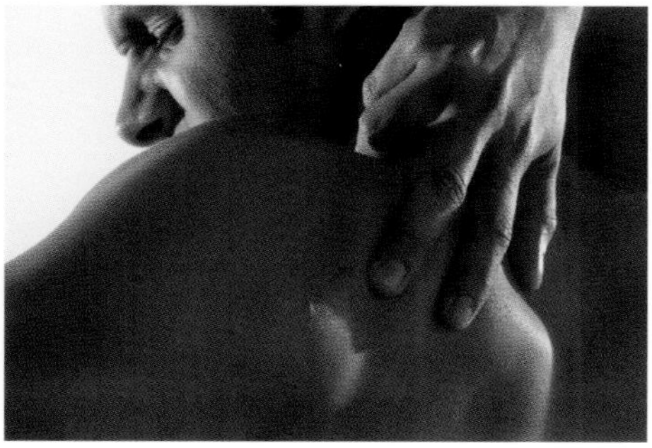

Ganzkörpererwärmung bzw. systemische Erwärmung

Auch bei den Ganzkörperwärmeanwendungen werden je nach Konzept alle drei Arten des Wärmeübertrages entweder überwiegend einzeln oder in Kombination genutzt. Es würde den Rahmen dieses Buches sprengen, wollte man alle Ganzkörper- und Teilkörperwärmeanwendungen wie z.B. Überwärmungsbäder und Moorbäder hier getrennt abhandeln.

Spricht man im Wellness- oder Heimbereich von einer Ganzkörperwärmeanwendung, so denkt man vor allem an Sauna, Dampfbad und Infrarotkabine. Der entscheidende Unterschied der jeweiligen Wärmeanwendungen liegt in der Art der Thermoregulation, die sie im Körper anregen. Grob vereinfachend kann man hinsichtlich der Ganzkörperwärmeanwendungen zwei unterschiedliche Prinzipien bzw. Zielsetzungen erkennen – die Reizanwendung und die Überwärmungsanwendung.

Die Reizanwendung

Bei der Reizanwendung wird die gesamte Körperoberfläche einer Lufttemperatur ausgesetzt, die deutlich über dem „thermisch neutralen" Bereich liegt. Sitzt man beispielsweise in der Sauna bei 100 °C Lufttemperatur, erhöht der Körper bedingt durch den Wärmereiz zunächst die gesamte Hautdurchblutung zur Kühlung der Haut. Da sich der überwiegende Teil der Haut in dieser „heißeren Umgebung" befindet, strömt auch aus dem

Hinsicht, dass ich trotz allem Unglück noch mit einem „blauen Auge" davongekommen war und nicht ein Leben im Rollstuhl führen musste – und wieder grübelte ich vor mich hin. Darüber, was ich in meinem Leben wohl „übersehen" hatte, worauf mich mein Unfall hatte aufmerksam machen wollen. Ich diskutierte mit Freunden über meine Gedanken, philosophierte über alle möglichen Theorien und tauschte mich oft Stunden mit ihnen aus. Nach Hause ging ich mit unzähligen gut gemeinten Tipps, Ratschlägen und Gedankenanstößen. Eines Abends war ich alleine zu Hause und meine Gedanken hatten wieder einmal viel Freiraum zum Fliegen. Auf die Idee, mein Erlebtes einmal aus einer anderen Perspektive zu hinterfragen, war ich noch gar nicht gekommen. Und so stellte ich mir eine andere Frage: „Was hat sich durch mein Unglück in diesem Jahr für mich verändert?" Plötzlich musste der „Sucher" Luis Schwarzenberger dem Sinn seines gegenwärtigen Lebensabschnittes nicht mehr nachjagen. Aus heiterem Himmel wurde mir klar: „Lebe die Gegenwart, lebe jetzt und suche deine Bestimmung nicht in der Zukunft! Luis", sagte ich insgeheim zu mir selbst, „du brauchst nur bewusst weiterzugehen, das einzig Wichtige ist das Hier und Jetzt" – ich war bereits auf dem Weg. Es stand eine Veränderung an, das spürte ich ganz deutlich und ich war offen und bereit dafür.

Eine wegweisende Begegnung

Frei von jeglichen Zwängen, etwas „suchen" zu müssen, nahmen die Dinge wie von selbst ihren Lauf. Es dauerte nicht lange und ich lernte Hans Opitz kennen. Was ich nicht wusste, sich aber später herausstellte, war, dass er auch im Infrarotsektor ein

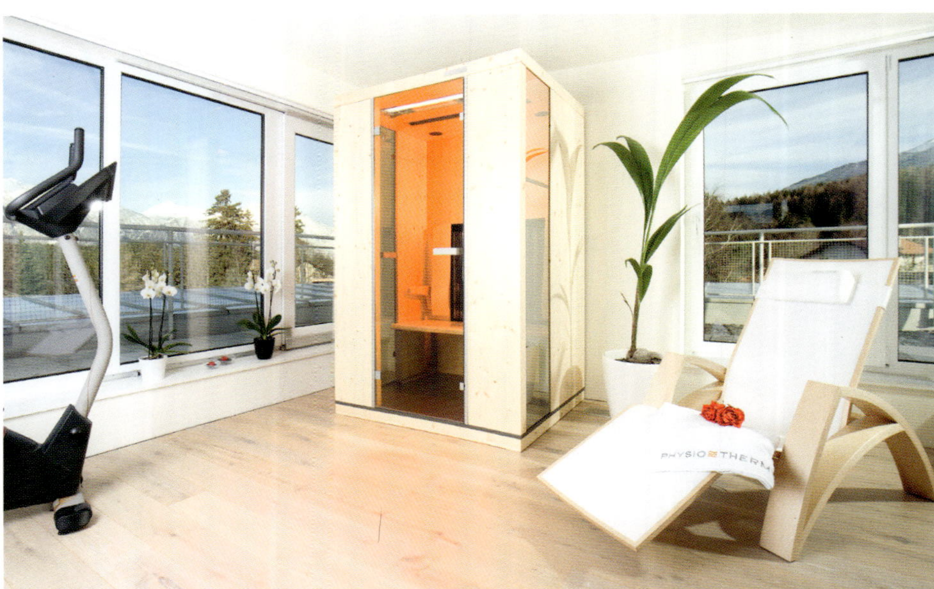

Tägliche Vorsorge in den eigenen vier Wänden – mit einer Infrarotkabine und Wärmeliege von Physiotherm.

überwiegenden Teil der Haut erwärmtes Blut zum Körperinnern zurück. Die Körperkerntemperatur würde daher sofort und schnell ansteigen.

Zum Schutz drosselt der Organismus den Blutrückstrom aus der Haut – die peripheren arteriovenösen Shunts* (AV-Shunts) werden geschlossen. Bis zu 2 Liter Blut können in die Haut „verloren" gehen und stehen kurzeitig nicht für den Kreislauf zur Verfügung. Ergänzend sei dazu bemerkt, dass das Gefäßsystem des erwachsenen menschlichen Körpers etwa 70 bis 80 ml Blut pro kg Körpergewicht enthält. Dies entspricht ca. 5 bis 6 l Blut. Männer besitzen in der Regel etwa 1 Liter Blut mehr als Frauen, was vor allem auf Größen- und Gewichtsunterschiede zurückzuführen ist.

In Studien konnte gezeigt werden, dass in der Sauna in dieser Phase die Körperkerntemperatur tatsächlich nicht ansteigt. Dieser Schutzmechanismus kann aber wegen der hohen Belastung für das Herz-Kreislauf-System – je nach Trainingszustand – nur einige Minuten aufrechterhalten werden. Dann muss der Blutrückstrom aus der Haut wieder in Gang gesetzt werden. Nach der Öffnung der peripheren AV-Shunts erhöht sich die Körperkerntemperatur fast schlagartig auf bis zu 39 °C. Die Sauna wird daher in Studien als kurzzeitige Reizanwendung zur Stimulation des vegetativen Nervensystems im kneippschen Sinne empfohlen – mit entsprechenden Kälteanwendungen und Ruhephasen im Wechsel.

Damit man die unbestritten positiven Effekte der Sauna optimal nutzen kann, sollte man die Sauna vor dem Öffnen der AV-Shunts verlassen – also bevor die Körperkerntemperatur massiv ansteigt. Meist ist dieser Punkt erreicht, wenn man sich überwinden muss, noch „auszuhalten". Je nach Trainingszustand und individueller Tagesform können dies Zeitspannen von wenigen Minuten bis zu einer Viertelstunde sein. Keinesfalls ist es eine fixe Zeitdauer. Man muss also auf seinen Körper hören.

Bei niedrigeren Lufttemperaturen (Biosauna 50 – 60 °C) und/oder hoher Luftfeuchtigkeit (Dampfkabine) unterscheidet sich diese Form der Thermoregulation jeweils nur graduell, nicht prinzipiell.

Die Überwärmungsanwendung

Hierunter kann man Ganzkörperwärmeanwendungen zusammenfassen, die das Ziel haben, die Körperkerntemperatur zu erhöhen. Bezüglich der Ganzkörperüberwärmung ist allerdings eine strenge Differenzierung notwendig.

Wellness- und Heimbereich

Die milde Ganzkörperüberwärmung, die auch unproblematisch und sinnvoll ohne ärztliche Kontrolle eingesetzt werden kann, sollte den Fieberbereich (über 38 °C) nicht erreichen. Der Körper sollte möglichst belastungsfrei und von Beginn an kontinuierlich und langsam durchwärmt werden. Die Wirkung durch die Wärmeregulationsreaktion tritt schon bei einer leichten Erhöhung der Körperkerntemperatur ein. Die Durchblutung wird erhöht und verbessert die Versorgung von Haut, Bindegewebe, Muskulatur und Organen mit Nährstoffen und Sauerstoff. Die Muskulatur entspannt sich, Entgiftung und Entschlackung werden angeregt. Der Stoffwechsel arbeitet beschleunigt und das Immunsystem wird moduliert. Es werden also

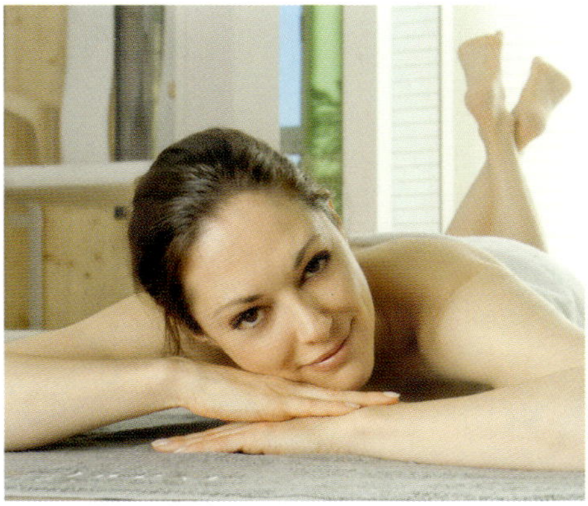

** periphere Verbindungsgefäße zwischen den kleinsten Arterien und Venen in der Haut*

äußerst bewanderter Erfinder ist – was für ein „Zufall“. Mit großem Interesse ließ ich mir einige seiner laufenden Projekte zeigen, die sich gerade in der Umsetzungsphase befanden. Während ich seinen ausführlichen und beeindruckenden Aussagen konzentriert zuhörte, erwähnte ich beiläufig im Gespräch meine Verletzungsgeschichte und mein Vorhaben, im Keller eine Sauna einrichten zu wollen. Er unterbrach seinen „Vortrag“, sah mich fragend an und meinte fast lapidar: „Eine Infrarotkabine wäre viel besser für deine Zwecke und angenehmer.“ Ich verstand nicht so recht, wie er das meinte. Was war an einer Sauna schlecht? Ich war geradezu ein Sauna-Freak, kannte alle Arten von Saunen und war bis dato immer zufrieden. Und jetzt stand die These im Raum, dass Infrarot einen nachhaltigeren Effekt auf Leib und Seele haben soll als eine Saunaanwendung? „Du erreichst damit bei Raumtemperaturen von unter 40 °C andere Effekte als in einer Sauna; du schwitzt viel mehr und schonst dabei auch noch das Herz-Kreislauf-System“, fuhr er fort. Seine Ausführungen zum Thema Infrarot waren für mich einleuchtend und erklärten plötzlich auch meinen eigenen Genesungserfolg. Ich war von dieser Idee sofort fasziniert und begeistert. Auch aus medizinischer Sicht konnte mich der versierte Erfinder ausführlich aufklären, welche Reaktionen und Vorgänge im Körper stattfinden, und dann gab er mir noch viel Literatur mit nach Hause.

Nachdem ich auch die Theorie gründlich kennen gelernt hatte, zog ich für mich die Bilanz, dass diese exzellente Gesundheitsvorsorge eigentlich keiner kannte. Und ich durfte sie schon am eigenen Leib erfahren. Hans Opitz gab mir die Möglichkeit, eine seiner selbst gebauten Infrarotkabinen in natura anzusehen. Sie war noch viel größer, als ich sie mir vorgestellt hatte, und für mehrere Personen konstruiert. Faszinierend, welch riesiges Potenzial hier gerade vor mir stand. Ich suchte vermehrt das Gespräch

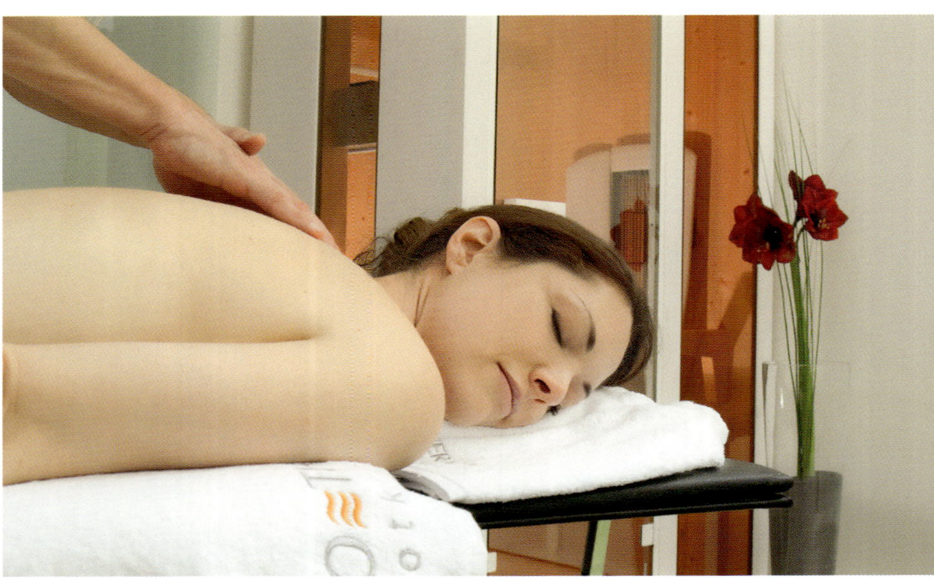

Optimaler Behandlungserfolg: eine Infrarot-Anwendung vor der Massage.

zahlreiche, zum Teil unspezifische Effekte ausgelöst, die bei einer großen Zahl unterschiedlicher Erkrankungen hilfreich sein können.

„Therapie“ ist nicht das Ziel der Ganzkörperwärmeanwendungen im Wellness- oder Heimbereich, eine Linderung von Befindlichkeitsstörungen im Rahmen verschiedener Erkrankungen ist aber durchaus möglich. Künstliches Fieber (Temperaturen über 38 °C) sollten dabei in jedem Fall vermieden werden, da es für den Anwender – ohne fachärztliche Betreuung – mit einem gewissen Risiko verbunden sein kann.

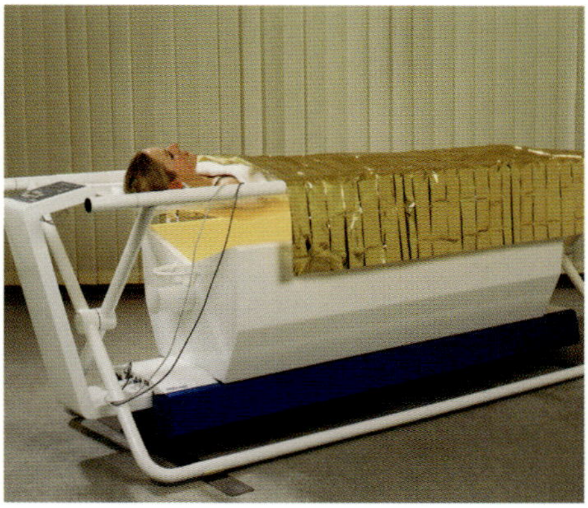

Bsp. Hyperthermiebett

Medizinische Hyperthermie

Die Grenze zwischen Wellness, Gesundheitsvorsorge und Therapie lässt sich durch die erreichte Temperatur im Gewebe bzw. durch die erreichte Erhöhung der Körperkerntemperatur ziehen.

Schon Ende des 19. Jahrhunderts hatte man erkannt, dass hohes Fieber (über 39 °C) unter Umständen Krebserkrankungen heilen kann. In der Folge entwickelte man verschiedene Verfahren, den Menschen gefahrlos künstlichem Fieber auszusetzen. Im Wesentlichen werden heute zwei Technologien verwendet: Wassergefilterte Infrarot-A-Strahlung wird in speziellen Überwärmungsbetten eingesetzt, in denen Körperkerntemperaturen bis 42 °C über Stunden aufrechterhalten werden können. Radiofrequenz-Applikatoren ermöglichen dagegen die selektive Überwärmung auch tief im Körper liegender Tumoren.

Die *„medizinische Hyperthermie“* hat also das Ziel, hohes künstliches Fieber oder hohe Temperaturen im Tumorgewebe zu erzeugen und über einen längeren Zeitraum aufrechtzuerhalten. Erst unter diesen Bedingungen werden in nennenswertem Umfang immunologische und möglicherweise Krebszellen abtötende Prozesse aktiviert. Und erst dadurch rechtfertigt sich zum Beispiel der Einsatz in der Krebstherapie, allein oder in Kombination mit einem Standardverfahren[12]. Wird künstliches Fieber erzeugt, erfordert das eine strenge und intensive medizinische Betreuung des Patienten durch ein entsprechend geschultes Fachpersonal. Der Anwendungsbereich der Ganzkörperhyperthermie erstreckt sich von der zusätzlichen Krebsbehandlung über Autoimmunerkrankungen bis hin zu Allergien. Vielfach steht allerdings der unwiderlegbare medizinisch-wissenschaftliche Nach-weis noch aus, was auch daran liegt, dass geforderte „Doppelblindstudien“* bei dieser Therapie nur schwer umsetzbar sind.

Die unter strenger Aufsicht von Fachärzten praktizierte „medizinische Hyperthermie“ ist ein Verfahren, das Infrarotkabinen nicht leisten können und auch nicht sollen.

Die Infrarot-Kabinenkonzepte

Die vielen positiven Effekte, die man Infrarotkabinen zuschreibt, lassen sich allein durch die Reaktionen des Körpers auf die angeregte Wärmeregulation erklären. Im Vordergrund steht also die Wärmeanwendung. Die Infrarotstrahlung ist nur ein sehr geeignetes Transportmittel, da sie, wie bereits erwähnt, berührungslos funktioniert und die Wärmeregulation der Haut nicht stört.

[12] International Congress on Hyperthermic Oncology (ICHO), April 9.-12. 2008 Munich

* *Wenn die Patienten und der behandelnde Mediziner nicht wissen, wer welche Substanz bzw. Anwendung erhält (Versuchsperson und Versucher „blind“)*

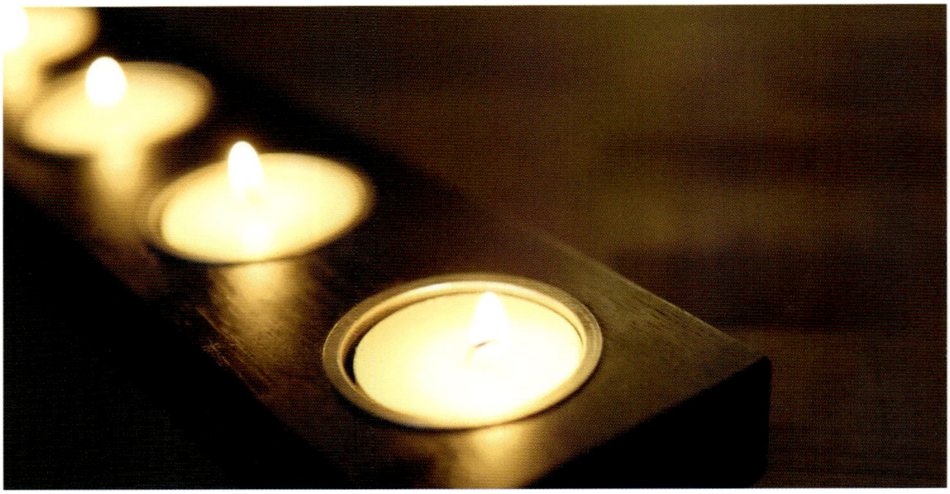

mit Ärzten, auch mit jenen, die im hochtechnisch-medizinischen Bereich tätig waren und beispielsweise unter ärztlicher Aufsicht wassergefilterte Infrarot-Strahlung in der Krebstherapie einsetzten. Denn ich glaubte – und glaube heute noch unumstößlich daran –, dass dieses Verfahren auch in der Medizin eine große Zukunft hat und vielen Menschen helfen werde.

Ich machte mir sehr viele Gedanken darüber, wie die Wärme am besten in den Körper gelangen könnte, welches Hautareal dafür am besten geeignet sei und in welchem Ausmaß dieses bestrahlt werden könne. Und schließlich, welche Temperatur sich dafür eignen würde, um die wirkungsvollsten Effekte zu erzielen. Intuitiv spielte ich einen Versuch nach dem anderen durch und nach und nach näherte ich mich dem Ergebnis, das auch heute noch Gültigkeit besitzt: Das Rückenareal schien mir für eine wirkungsvolle Infrarotbestrahlung der günstigste Bereich zu sein. Viele Menschen leiden an Rückenbeschwerden und die lokale Wärmewirkung würde die Muskulatur entspannen, die Durchblutung fördern und Schmerzen lindern. Und zudem würde von dort aus über die Lymph- und Blutbahnen der ganze Organismus sehr gut mit Wärme zu versorgen sein. Da ich die Kabine überdies so konstruieren wollte, dass ihr Innenraum wie eine „thermisch neutrale“ Umgebung wirken würde, könnte man „überschüssige“ Wärme über die restlichen Körperteile leicht wieder abgeben. Das würde also auch den Kreislauf schonen und sich nicht belastend auswirken. Dies bedeutete aber auch, dass die Temperatur des Rückenstrahlers eher gering sein und das Spektralmaximum im Infrarot-C-Bereich liegen musste, um möglichst lange und nah davor sitzen zu können – mein geistiges Konzept nahm zunehmend Formen an. Ein „Schwitz- und Durchwärmungssystem“, das praktisch für jeden Menschen geeignet sein müsste und das die Körpertemperatur von ca. 37 °C nur geringfügig anheben sollte – das wurde mir bei meinen vielen Recherchen immer klarer.

Infrarot-C-Strahler bieten dabei den Vorteil, dass man nur einen geringen Abstand zum Strahler einhalten muss. Infrarot-A-Strahlung ist zudem möglicherweise mit einem Langzeitrisiko verbunden und steht im Rahmen einer Verwendung im Wellness- und Heimbereich daher in einem problematischen Risiko-Nutzen-Verhältnis.

Reizanwendung oder Durchwärmung

Grob lassen sich zwei Infrarotkabinenkonzepte differenzieren, die, je nach konzeptioneller Ausrichtung, mehr in Richtung „Reizanwendung" oder mehr in Richtung „Durchwärmung" wirken:

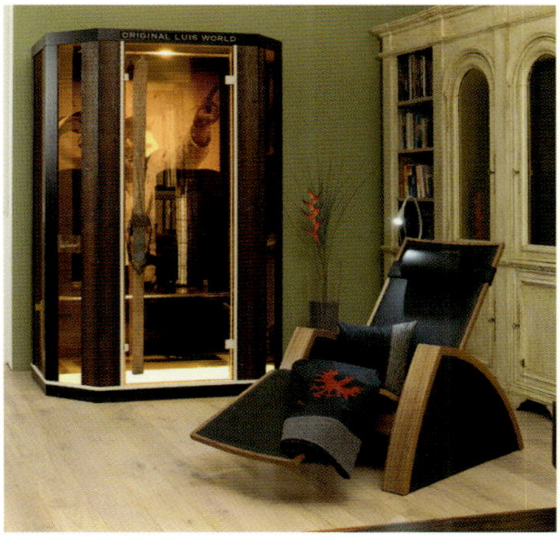

1. Infrarotkabinen, die in Richtung einer „Reizanwendung" wirken, arbeiten entweder mit relativ hohen Lufttemperaturen (50 – 60 °C) oder setzen größere Hautareale einer entsprechend starken Infrarotbestrahlung aus. Hier drosselt der Körper wie oben beschrieben den Blutrückstrom aus der Haut zum Körperinneren[5, 6].

2. Infrarotkabinen, die in Richtung „Durchwärmung" wirken, arbeiten dagegen mit niedrigen Lufttemperaturen (30 – 36 °C). Die Wärmezufuhr erfolgt fast ausschließlich lokal (meist über den Rücken) durch einen permanent laufenden Infrarot-Strahler. Der Blutrückstrom aus der Haut wird hierbei aufrechterhalten.

Welche Eigenschaften sollte eine optimale Durchwärmungsanwendung erfüllen?

1. *Sie stört die Thermoregulation der Haut nicht*
   » thermische Belastungen werden vermieden
2. *Sie findet in thermisch neutraler Umgebung statt*
   » bei Indifferenztemperatur optimale Aufnahme und Abgabe von Wärme
3. *Sie weist nur eine geringe Belastung für das Herz-Kreislauf-System auf*
   » Langsame, schrittweise Blutumverteilung und von Beginn an kontinuierliche und langsame Steigerung der Körperkerntemperatur unterhalb des Fieberbereiches
4. *Sie reduziert Stressfaktoren*
5. *Sie deckt die vier Hauptbereiche der Wärmewirkung ab*
6. *Sie ist wissenschaftlich abgesichert hinsichtlich „Sicherheit und Wirksamkeit"*

Das Physiotherm Prinzip

Innovative Ansätze, Wärmeanwendungen besonders schonend, effizient und sicher zu gestalten, vereint die Niedertemperatur-Infrarottechnik von Physiotherm.

Um eine gut verträgliche Ganzkörpererwärmung zu gewährleisten, muss der Körper Zeit haben, sich anzupassen. Die Blutumverteilung zur Wärmeregulation muss behutsam und schrittweise erfolgen, die Körperkerntemperatur muss von Beginn an kontinuierlich und langsam, aber keinesfalls in den Fieberbereich hinein, angehoben werden. Die Wärmeanwendung sollte also nicht gegen die natürliche Wärmeregulation des Körpers arbeiten.

Die Wärmeregulation ermöglicht, dass die Kerntemperatur des Körpers in engen Grenzen konstant gehalten wird (Homöothermie). Der Wärmetransport im Körper erfolgt dabei ausschließlich über das Blut, der Austausch mit der Umgebung über die Haut.

---

[5] Sohar E, et al: Effects of exposure to Finnish sauna. Isr J Med Sei 1976; 12:1275-1282.
[6] Leppaluoto J, Human thermoregulation in sauna. Ann Clin Res 1988; 20:240-243.

Die ergonomisch geformte Rückenlehne entlastet die Wirbelsäule beim Sitzen.

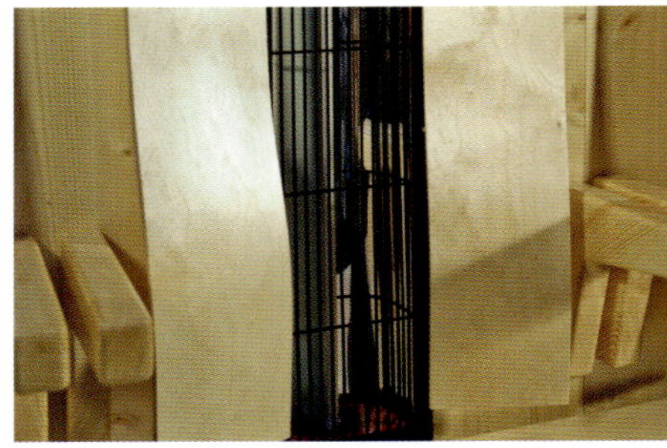

Technische Harmonie: ergonomische Arm- und Rückenlehnen sowie eine individuell höhenverstellbare Nackenstütze.

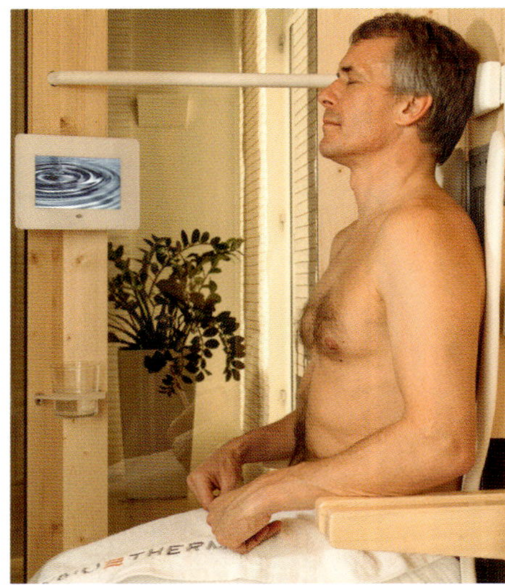

Klinke R. et al. (Hrsg): Physiologie, Georg Thieme Verlag, Stuttgart 2009

„Es ist wesentlich, dass das Verhältnis zwischen der Hautoberfläche in thermisch neutraler Umgebung und der Hautoberfläche unter direkter Infrarotbestrahlung so gewählt wird, dass der Blutrückstrom aus der Haut zum Körperinneren erhalten bleibt.

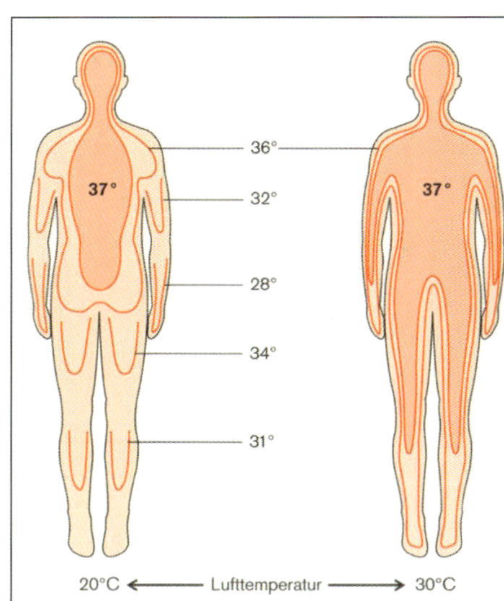

Das Physiotherm Prinzip

Niedertemperatur-Infrarottechnik
patentierte Lavasand-Technologie
sanfte Tiefenwärme ohne Unterbrechung

Bei Kälte wird die Durchblutung zur Haut hin gedrosselt. Der Wärmeverlust an der Haut (z.B. gibt der Mensch bei einer üblichen Hauttemperatur von 32 °C Wärme in Form von natürlicher Infrarot-C-Strahlung ab) wird begrenzt und der Rückstrom abgekühlten Blutes vermindert.

Bei Hitze wird die Hautdurchblutung dagegen massiv erhöht. Die erhitzte Haut wird gekühlt und überschüssige, „innere Wärme" an die Umgebung abgegeben. Gleichzeitig wird aber der Blutrückstrom zum Körperinneren reduziert, um einen Anstieg der Kerntemperatur zu vermeiden.

In beiden Situationen wirkt die natürliche Wärmeregulation einer gezielten Wärmezufuhr entgegen. Nur in der Thermoneutralzone (TNZ) sind Wärmeabgabe und -aufnahme ausgeglichen. In den Fachbüchern (Physiologie) wird die TNZ für einen unbekleideten, ruhenden Menschen mit 28–35 °C Lufttemperatur bei 50 % relativer Luftfeuchtigkeit angegeben. Erwärmt man nun ein Hautareal (Rückenbereich) von nicht mehr als ca. 15 % der Hautoberfläche, so wird der Zustrom des erwärmten Blutes zum Körperinneren zugelassen. Die zugeführte Wärme wird dann schrittweise, von innen nach außen im Körper verteilt (Verschiebung der Isothermen) und ermöglicht eine Durchwärmung von "innen heraus".

Physiotherm hat die Vorgaben der menschlichen Physiologie erkannt und mit dem Niedertemperatur-Infrarotprinzip eine entsprechende Wärmeanwendung realisiert. Neben dem Kabinenkonzept (TNZ) ist dabei die Abstimmung mit den Infrarotstrahlern zur zusätzlichen Wärmezufuhr essentiell.

Die patentierten, mit Lavasand gefüllten Infrarot-C-Keramikstrahler gewährleisten – gestützt auf eine ausgefeilte Reflektorgeometrie – ein gleichmäßiges und optimal abgestimmtes Bestrahlungsfeld. Auch bei maximaler Einstellung wird eine Bestrahlungsstärke von 100 mW/cm² (Haut) und 8 mW/cm² (Auge) nicht überschritten. Über die elektronische Steuerung kann die Bestrahlungsstärke der Wärmeaufnahmefähigkeit der Haut angepasst werden, sodass Hauteigentemperaturen von über 43 °C während der Anwendung vermieden werden.

Die durch die Infrarotstrahlung an der Hautoberfläche erzeugte Wärme wird in dieser speziellen Konstellation kontinuierlich über den Blutkreislauf zum Körperinneren transportiert. Dadurch steigt die Körperkerntemperatur von Beginn an kontinuierlich und langsam an. Der Körper beginnt, zum Abbau „innerer Wärme" die Durchblutung der Peripherie (Muskulatur, Haut) schrittweise zu erhöhen. Der Organismus kann sich darauf einstellen. Die schrittweise Öffnung der Peripherie zur Abgabe der überschüssigen Wärme entspricht der natürlichen Form der Thermoregulation. Dem Körper wird der Eindruck vermittelt, er hätte selbst zu viel Wärme produziert.

Nach ca. zehn Minuten ist eine Erhöhung der Körperkerntemperatur um 0,1 °C erreicht und die Schweißproduktion setzt zusätzlich ein. Man kann bei diesem Konzept durchaus von einer „Durchwärmung von innen nach außen" sprechen, die – wie Studien gezeigt haben – sehr gut verträglich ist. Durch direkte Wärmeleitung wird zudem lokal der Rückenbereich in die Tiefe erwärmt.

Während einer üblichen Sitzungsdauer von ca. 30 Minuten wird die Körperkerntemperatur um ca. 0,2–0,3 °C erhöht. Bei bestimmungsgemäßer Nutzung ist eine unabsichtliche Erzeugung von künstlichem Fieber ausgeschlossen.

Das Physiotherm Prinzip macht die lokale (durch direkte Wärmeleitung im Rückenbereich) und systemische Wirkung der Infrarotwärme auf besonders schonende Weise zugänglich.

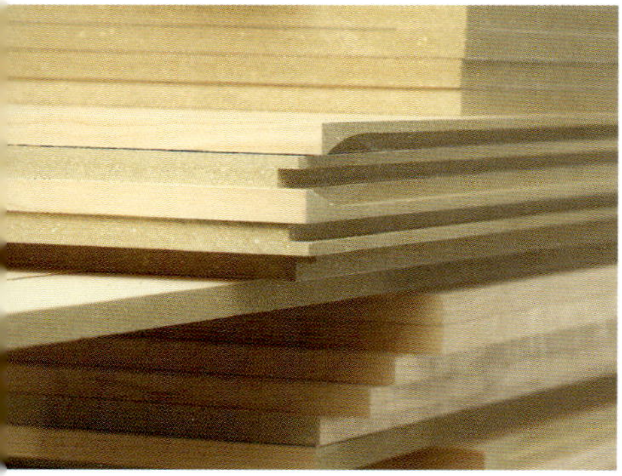

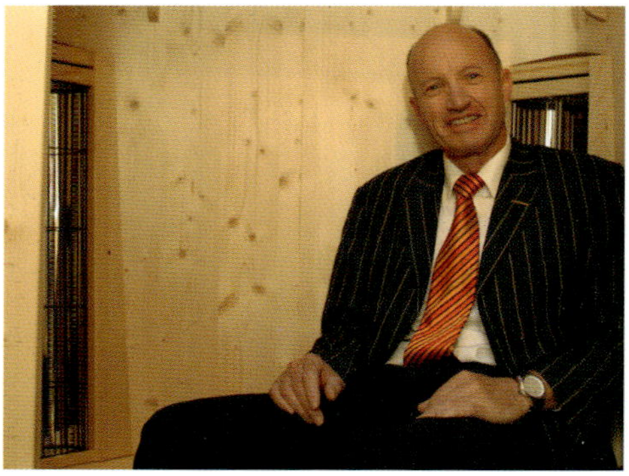

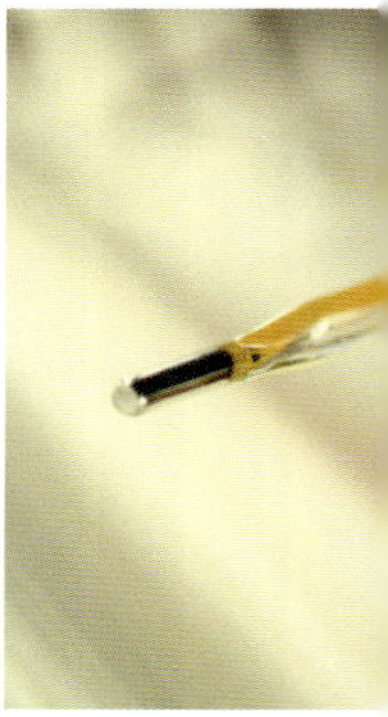

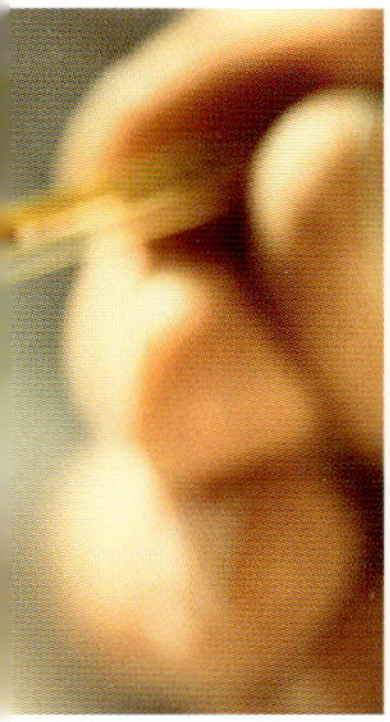  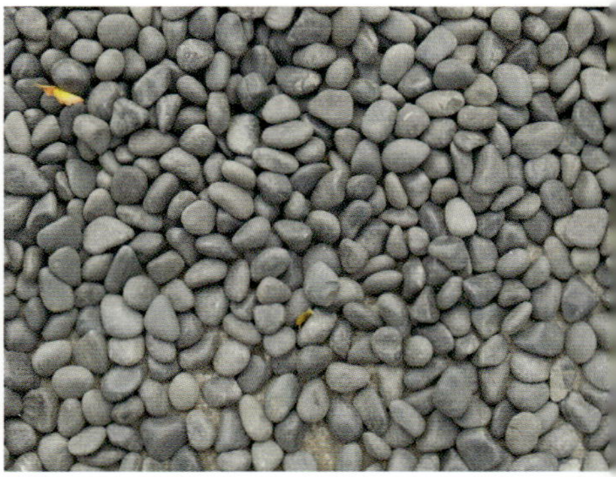

04 *Wie ein „amerikanischer Traum“: So entstand Physiotherm.*

Abenteuer Forschung.

Wie ein „amerikanischer Traum“:

So entstand Physiotherm.

Die der Natur nachempfundene Technik ist nicht sichtbar, aber umso mehr spürbar und obendrein für praktisch jeden Menschen geeignet. Meine einzigartige Erfahrung wollte ich auch an andere weitergeben und allen zugänglich machen. Davon sollte ab jetzt jeder profitieren, das waren nun mein Ziel und meine Aufgabe.

Ein Mosaikstein fügte sich an den anderen und ich gewann mehr und mehr die Erkenntnis, dass wir uns wieder verstärkt an der menschlichen Natur, an den körpereigenen Kräften und an dem zweifellos toll funktionierenden Organismus orientieren sollten, der viel leisten kann, wenn wir ihn pflegen. Mein Weg wurde immer konkreter, bildhafter und sicherlich dadurch beschleunigt, dass meine damalige berufliche Situation nicht sehr befriedigend war. Dass ich mit meinem Konzept Erfolg haben würde, stand für mich außer Frage. Wohin die Reise genau gehen würde, wusste ich damals aber noch nicht.

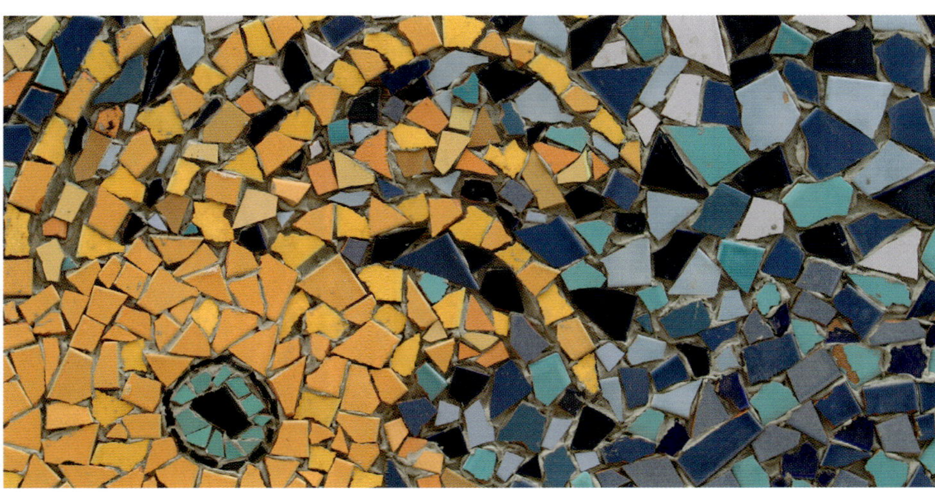

Abenteuer Forschung: Der Motor jeden Fortschritts.

Für Physiotherm ist es eine Frage von Verantwortung und Seriosität, dem Physiotherm Prinzip nur die Wirkungen zuzuschreiben, die auch tatsächlich belegbar sind. Das ist nur durch eigene Forschung möglich.

Jedes Jahr erhält Physiotherm zahlreiche Zuschriften zufriedener Kunden mit zum Teil erstaunlichen Erfolgsgeschichten. Das Unternehmen freut sich über jede dieser Zuschriften, zur eigenen Motivation, aber auch als Beleg des Erfolges. Diese Einzelfallberichte geben uns wichtige Hinweise, wie wir unsere Forschung ausrichten sollen, sie können aber nicht als wissenschaftlicher Beleg für die Wirksamkeit herangezogen werden.

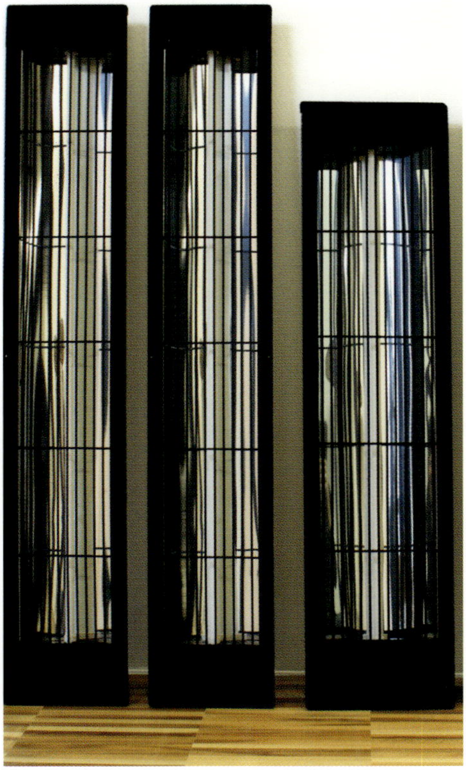

Auch in wissenschaftlichen Datenbanken (z.B. Medline) sind verschiedene Publikationen über die Wirkungen von Infrarotkabinen zu finden. Die relevanten Arbeiten stammen vielfach aus Nordeuropa (Sauna) und Japan (Infrarotkabinen). Im Einzelnen kann hier aus Platzgründen nicht darauf eingegangen werden. Die untersuchten Anwendungen unterscheiden sich jedoch zum Teil erheblich hinsichtlich der Konzepte (Lufttemperatur, Art und Dauer der IR-Bestrahlung, Größe des bestrahlten Hautareals), so dass die Ergebnisse kaum vergleichbar sind. Die publizierte Literatur kann somit nur zur Informationsunterstützung dienen.

Vertrauen ist gut, kontrollierte Ergebnisse überzeugen

Die Wirkung einer Wärmeanwendung hängt wesentlich von der Art der Thermoregulation ab, die durch sie initiiert wird. Insofern wäre zu fordern, dass jeder Infrarotkabinen-Hersteller zu seinen Kabinen kontrollierte klinische Studien durchführt, da sich die Konzepte doch zum Teil erheblich

Zunächst wurde es eine kleine Reise, genauer gesagt nach Wels in Oberösterreich, auf die dort jährlich stattfindende Energiesparmesse. Dort fiel mir eine koreanische Infrarot-Sauna auf. Ich hatte bis zu diesem Zeitpunkt keine Vorstellung, dass man diese auch so klein bauen kann; ich kannte ja nur jene Kabine von Hans Opitz. Die Konstruktion aus Korea war für mein Vorhaben genau das Richtige, das musste einfach funktionieren. Nach dem Besuch der Messe war es für mich Gewissheit: Kabinen für ein bis zwei Personen und für jeden Haushalt – das war meine Aufgabe und gleichzeitig Vision. Dass dies sicher keine leichte Aufgabe sein würde, war mir schon bewusst und dass es nicht von heute auf morgen gehen würde, bis diese Art der Gesundheitsvorsorge in die Haushalte einziehen und sich in den Köpfen der Menschen verankern würde, ebenso. Aber ich erinnerte mich zurück an die Erfindung der Dusche. Das war und ist noch heute ein guter Vergleich, den ich immer wieder gerne heranziehe. Anfang der 1960er Jahre kamen die Duschen sehr in Mode. Damals war es eine Errungenschaft, wenn man über eine eigene Dusche verfügte. Zwanzig Jahre später, Mitte der 1980er Jahre, war es gängig, eine zu besitzen und geradezu ein Fauxpas, keine zu haben. Ich denke, das hat in erster Linie mit dem Drang nach Hygiene zu tun. Dieser ist immer noch höher als jener nach Gesundheitsvorsorge. Das erklärt sich für mich aus dem Umstand heraus, dass wir viel weniger oft krank sind, als wir ein Pflegebedürfnis verspüren. Denn gesund sind wir sowieso, denken wir. Ich musste also meine Vision mit der Botschaft der Gesundheitsvorsorge in Kontext stellen, so musste meine Inspiration Früchte tragen. Diese Theorie untermauerte ich einerseits damit, dass die richtige Infrarotanwendung im Gegensatz zur Sauna jeder Mensch verträgt und dass Wärmeanwendungen, in welcher Form auch immer, schon seit Jahrtausenden in den verschiedenen Kulturen Usus waren. Fazit meiner Überlegungen: Bis Infrarotkabinen und der Nutzen einer Anwendung bei uns akzeptiert werden, würde noch ein langer Weg vor mir liegen.

Unten, aber nicht am Boden

Ich rief Hans Opitz an, der mittlerweile mein Vertrauter in der „Causa Infrarot“ war. Euphorisch erzählte ich von meinem Messebesuch und der Entdeckung der koreanischen „Infrarot-Sauna“. Gleichzeitig fragte ich ihn, ob er mir helfen würde, so eine Kabine zu bauen – natürlich wollte er. Im März 1995 begann ich – fast wie aus dem Drehbuch zu einem typischen „amerikanischen Traum“ – bei mir zu Hause im Keller daran zu arbeiten. Meine Ausbildung als Elektrotechniker war mir hier von großem Nutzen. Es war sehr anstrengend und umständlich, die richtigen Lieferanten für die Teile zu finden, die ich benötigte, denn Internet-Zugang war bei mir damals noch nicht vorhanden. Die Wirtschaftskammer erwies sich dabei für mich als wichtigste „Anlaufstation“ für Unterlagen und Adressen möglicher Lieferanten – waren sie noch so weit weg. Es waren harte Wochen. Drei Monate tüftelte ich an der Strahlereinheit, kurz vor der Fertigstellung verursachte ich durch Unachtsamkeit einen Kurzschluss. Der Funkenflug steckte das Styropor, das ich damals zur Wärmedämmung verwendete, und in wenigen Minuten die ganze Kabine in Brand. Das Ergebnis war ernüchternd:

* „Good Clinical Practice"-Richtlinien bezeichnen die international anerkannten, nach ethischen und wissenschaftlichen Gesichtspunkten aufgestellten Regeln für die Durchführung von klinischen Studien.

unterscheiden. Das Physiotherm Prinzip wurde bisher im Rahmen zweier kontrollierter klinischer Studien untersucht. Beide Studien wurden entsprechend der GCP-Richtlinien* durchgeführt.

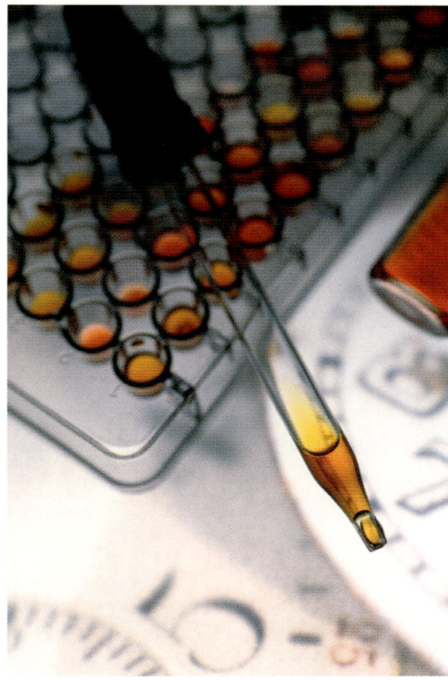

Die Grundlagenstudie

Das Ziel dieser Studie war es, Grundlagendaten zu erarbeiten und zu untersuchen, welche physiologischen Effekte – vor allem auf das Immunsystem – das Physiotherm Prinzip im Vergleich zu einer ca. 40 °C warmen, herkömmlichen Infrarotkabine erzielt[1]. Erst auf Basis derartiger Daten ist eine seriöse Planung weiterer Studien möglich, die die Effekte des Physiotherm Prinzips bei verschiedenen Indikationen untersuchen.

Titel der „Grundlagenstudie"

Explorative Untersuchungen zur Infrarot-Niedertemperatur-Technik Physiotherm® mit ILCS (Instant Leukocyte Culture System) über physiologische und immunmodulierende Effekte.

[1] Kleef R, Schmolz M, Maerz R, Pecher O, und Saller R, Explorative Untersuchungen zur Niedertemperatur-Infrarot-Technik (Physiotherm) mit ILCS (Instant Leukocyte Culture System) über physiologische und immunmodulierende Effekte. Eine Pilot-Studie der Phase I. publication in preparation, 2008.

Drei Monate Entwicklungsarbeit waren umsonst und ich musste eine Woche lang meine Wohnräume sanieren – also zurück zum Start, ein herber Rückschlag. Ich ließ mich aber nicht entmutigen und mobilisierte vielleicht gerade wegen dieses Fehlers noch mehr Energien. Und weil man aus Fehlern bekanntlich lernt, stellte ich das technische Konstrukt der nächsten Strahlereinheit komplett um. Übrigens wurde auch diese Technik im Laufe der Zeit ständig verbessert und ist mit der heutigen nicht mehr vergleichbar. 16-Stunden-Arbeitstage, so wie auch in den vergangenen Monaten, waren nichts Ungewöhnliches für mich. Doch ich war motiviert und mit noch mehr Leidenschaft am Werk als vorher.

Die erste Kabine war verkauft, noch bevor sie gebaut war

Ein befreundeter Tischlermeister unterstützte mich bei der Kontrolle aller von mir angefertigten Holzkonstruktionen und prüfte deren Eignung für eine Serienproduktion. Anscheinend hatte ich noch andere verborgene Talente, von denen ich bis zu dieser Zeit nichts wusste, denn die Teile passten auf Anhieb. Im November 1995 war meine erste Kabine fertig, die ich aber kurioserweise schon im Juni des Jahres nach Vorarlberg verkauft hatte. Der „Zufall" mischte sich nämlich auch hier wieder ein. Meine Frau lernte bei einem Seminar im Frühjahr 1995 einen Hotelier kennen, dem sie von meiner Absicht und den Zukunftsplänen mit Infrarotkabinen, von meinem Unfall und der schweren Zeit, die hinter mir lag, erzählte. Das beeindruckte ihn und er bestand darauf, mich kennen zu lernen. Er kam extra aus Vorarlberg angereist, um mehr über mein Vorhaben zu erfahren. Aber mehr als ein paar handschriftliche Aufzeichnungen auf einem Blatt Papier, wie die Kabine aussehen würde, ungefähre Größenangaben und eine kurze Erklärung über die Technik konnte ich ihm nicht anbieten – doch das genügte offensichtlich. Er bestellte die erste Kabine, die meinen Keller verlassen würde. Ich verkaufte also mein erstes Produkt, noch bevor ich es konstruiert und gebaut hatte; erst im November des Jahres lieferte ich die Kabine dann aus.

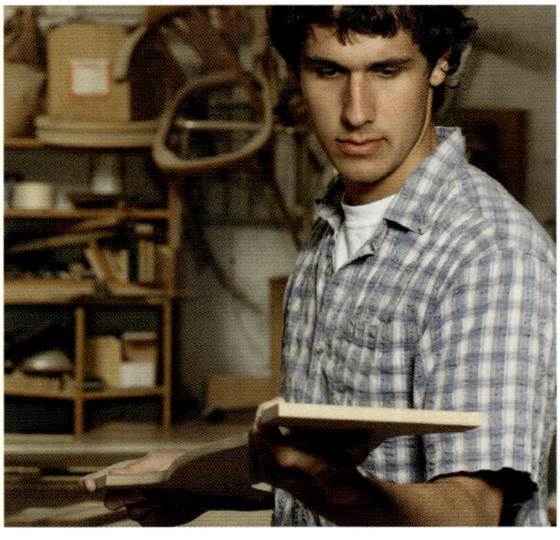

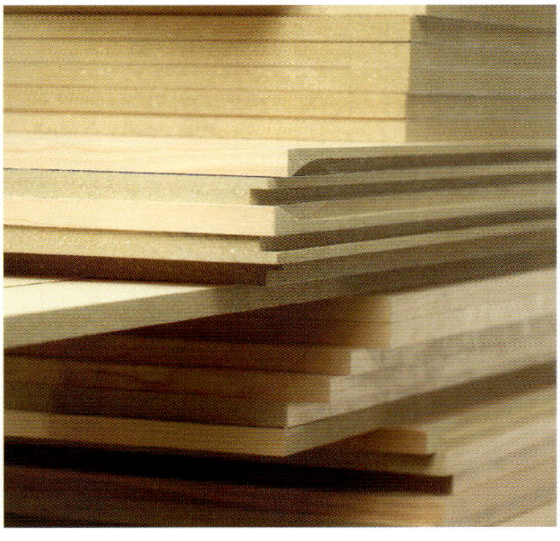

Ehrliches, traditionelles Handwerk made in Tirol.

Das Design der „Grundlagenstudie“

Monozentrisch (ein Testzentrum), kontrolliert, prospektiv (vorausschauend), randomisiert (Zufallsprinzip), vergleichend, einfach-blind (die Probanden wissen nicht welcher Anwendung sie zugewiesen worden sind), Pilotstudie der Phase I

Der Ablauf der „Grundlagenstudie“

Es wurden 18 gesunde männliche Probanden für diese Pilotuntersuchung rekrutiert. Für die Auswahl mussten 150 Bewerber voruntersucht werden, da die Probanden die strengen Ein- und Ausschlusskriterien zu erfüllen hatten.

Jeweils neun Probanden wurden durch ein zertifiziertes Zufallsprogramm entweder der Physiothermkabine oder der Kontrollanwendung zugewiesen. Als Hauptkriterien dieser einfach-blinden, vergleichenden Phase-I-Studie dienten Veränderungen in den Konzentrationen einiger Immunbotenstoffe, des Endorphins (landläufig auch als „Glückshormon“ bezeichnet) sowie des Cortisols (Stresshormon). Die individuelle, immunologische, zirkadiane Rhythmik (z.B. Tag- und Nachtrhythmus) jedes Probanden wurde im Vorfeld der Anwendungen bestimmt. Als Nebenzielkriterien wurden u. a. die Körperkerntemperatur, der Blutsauerstoff, der Blutdruck und die Pulsfrequenz untersucht.

Die Probanden absolvierten über drei Wochen jeweils montags und donnerstags um 14 Uhr die ihnen zugewiesene Anwendung. Die Umweltbedingungen in den Kabinen wurden hinsichtlich O_2, CO_2, Luftfeuchtigkeit und Lufttemperatur konstant gehalten. An insgesamt 16 Studientagen erfolgten 41 Blutabnahmen sowie die erforderlichen Kontrolluntersuchungen zu exakt vordefinierten Zeiten.

Vier Probanden verletzten das Studienprotokoll, so dass nur die Daten von 14 Probanden in die Auswertung mit einbezogen werden konnten.

Die Studie im Überblick:

- *18 männliche, gesunde Probanden*
- *21 – 45 Jahre*
- *über Inserate >150 Bewerber*
- *Eingangs- und Ausgangsuntersuchung*
- *Bestimmung individueller Immunprofile*
- *6 Wärmeanwendungen (2x/Woche)*
- *41 Blutabnahmen/Proband an 16 Studientagen*
- *14 Probanden wurden ausgewertet*

Die Schlussfolgerung der „Grundlagenstudie“

Das Physiotherm Prinzip ist einer herkömmlichen Infrarotwärmekabine mit einer Lufttemperatur von 40 °C bezüglich der untersuchten Kriterien in ihrer Wirkung überlegen.

Die einmalige Anwendung des Physiotherm Prinzips

- erhöht die Körperkerntemperatur im Mittel um 0,2 – 0,3 °C
- führt zu einer Verbesserung der Gewebedurchblutung und -versorgung
- steigert den Stoffwechsel
- führt zu einer erhöhten Bereitstellung schmerzlindernder Botenstoffe (Endorphine)
- führt zu einer erhöhten Bereitstellung von Cortisol (siehe Interpretation)
- moduliert das Immunsystem

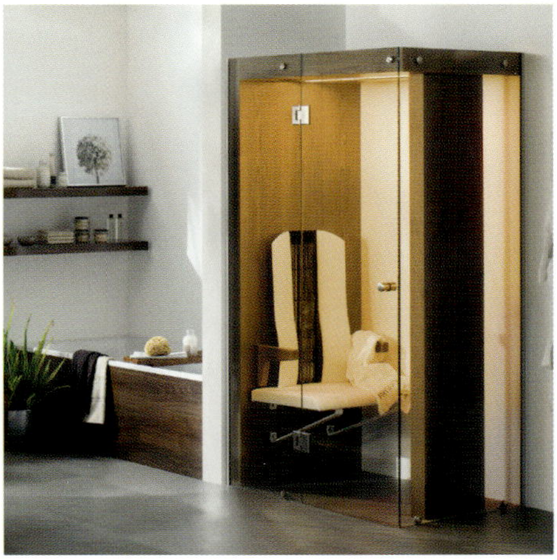

Ich fühlte mich sehr geehrt und spürte, wie stolz ich innerlich war. Dass ich keine Vorstellung von einer Lieferzeit oder einem Preis hatte, nahm mein erster Kunde gelassen zur Kenntnis, er zweifelte nicht an meiner Fairness. Aber das Schönste an der Geschichte: Diese Kabine steht immer noch in seinem Hotel und ist nach wie vor in Betrieb. Gewiss kann man sie nicht mit den Kabinen aus heutiger Produktion vergleichen, doch es ist handgefertigte Qualitätsarbeit „made in Tirol". Parallel dazu wurde fleißig an den 29 weiteren Kabinen der ersten Serie gearbeitet – ca. zehn davon entstanden noch in meinem Keller.

Der Erfolg war nicht mehr aufzuhalten und so startete ich noch im November 1995 die Suche nach einem Büro und Lager. Im Gebäude einer großen österreichischen Elektrofirma wurde ich fündig und bezog im Jänner 1996 insgesamt 400 m^2. Die Aufteilung war geradezu für mich maßgeschneidert. Im Erdgeschoss fanden die Produktion und das Lager Platz, in denen Ende Jänner bereits drei Mitarbeiter, zwei Tischler und ein Elektriker, die Kabinen zusammenbauten. Und im zweiten Stock richteten wir den Schauraum und drei Büroräume ein, in denen eine Sekretärin ihren Arbeitsplatz fand, die mich halbtags administrativ unterstützte. Ich ging das Risiko ein, investierte im Jänner 1996 einiges an Geld in die Werbung und stellte im ersten Winter ganz alleine bereits auf insgesamt 12 Messen aus. Meine Vision ging in Serie – wir verkauften im ersten Jahr schon 120 Kabinen.

Die erste Serie meiner Infrarotkabinen wurde in Halbschalentechnik gebaut, das heißt, es gab nur zwei Teile, die getrennt voneinander ausgeliefert und erst beim Kunden montiert wurden. Der Unterschied zur heutigen Produktionsart und Auslieferung liegt darin, dass zwar die Kabine nach wie vor beim Kunden zusammengebaut wird, aber der Transport in einzelnen Teilen erfolgt. Das ist einerseits für die Bestandteile sicherer und andererseits sind diese wesentlich leichter zu transportieren.

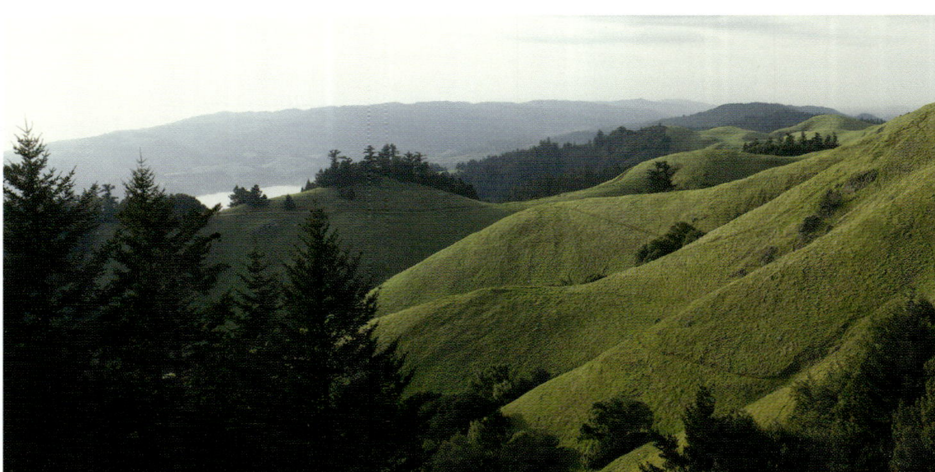

Die mehrmalige Anwendung des Physiotherm Prinzips

- steigert den Grundumsatz
- senkt tendenziell den Blutdruck und den Ruhepuls (siehe Interpretation)
- ist physiologisch und immunologisch mit einem milden (Herz-Kreislauf-)Trainingsreiz zu vergleichen
- zeigt keine negativen Auswirkungen auf die gemessenen Parameter

Zusammenfassende Interpretation der Basisstudie
Mit Hilfe der Basisstudie konnte erstmals unter kontrollierten Bedingungen gezeigt werden, dass das lokal und systemisch (den ganzen Körper einbeziehende) wirkende Physiotherm Prinzip einer herkömmlichen Infrarotwärmekabine mit 40 °C Lufttemperatur in der Wirkung überlegen ist. Die Studie konnte somit die Ausgangshypothese bestätigen. Durch die spezielle Niedertemperatur-Infrarottechnik bleibt die Herz-Kreislauf-Belastung dennoch gering.

Die erhobenen Daten (ca. 120 Sicherheits- und weitere zehn Zielparameter) stellen eine umfangreiche Datenbasis von Kurz- und Langzeiteffekten dar. Auf deren Grundlage können Behandlungskonzepte für bestimmte Erkrankungen mit der Physiotherm Niedertemperatur-Infrarotkabine entwickelt werden. Aus der vorsichtigen Interpretation der Ergebnisse lassen sich erste Anwendungsempfehlungen, aber auch Ansätze für weiterführende Untersuchungen ableiten.

So kann z.B. angenommen werden, dass die angeregte Wärmeregulationsreaktion durch die schrittweise Blutumverteilung das mit starken Muskelwänden ausgestattete, arterielle Gefäßsystem trainiert. Dies kann sich sowohl bei Menschen mit Bluthochdruck als auch bei Personen mit niederem Blutdruck positiv auswirken. Eine Beeinflussung des Cortisols wird im Zusammenhang mit einer Reduktion chronischer Schmerzen sowie mit einer Erhöhung der Stressresistenz, einem Schutz vor dem „Burnout"-Syndrom" gesehen. Die Anregung des Stoffwechsels und die verbesserte Versorgung des Gewebes werden sich vermutlich bei Menschen positiv auswirken, die an Diabetes – vor allem des Typ II – leiden. Und die positiven Auswirkungen auf den Stoffwechsel können auch eine deutlich beschleunigte Regeneration nach sportlichen Belastungen erklären, von der sowohl Profi- als auch Breitensportler profitieren.

Dies sind nur einige Beispiele, die auf Basis der gewonnenen Daten weiterführende Untersuchungen erfordern. Unabhängig davon, stützen die hier erzielten Ergebnisse die Erfahrungen und Beobachtungen der Anwender des Physiotherm Prinzips in vielen Bereichen.

Die Anwendung kann sich in der Präventionsmedizin zur Gesundheitsvorsorge als sinnvoll erweisen und bietet sich sowohl in der Sportmedizin als auch in der Geriatrie (Altersheilkunde) an.

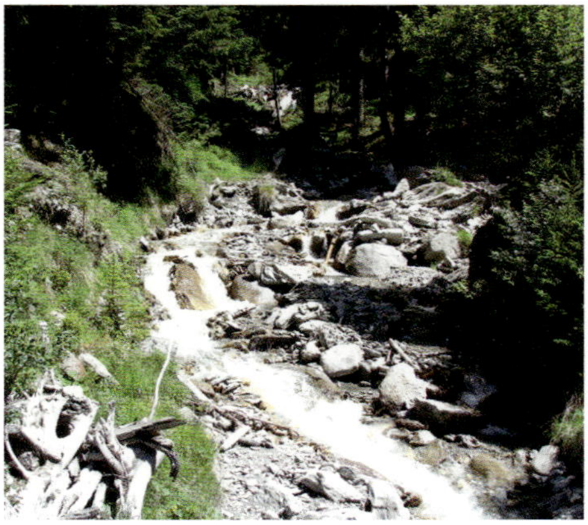

Erste Ergebnisse dieser Studie wurden anlässlich einer Pressekonferenz im Dezember 2005 in Wien durch Prof. Saller, Unispital Zürich, Dr. Kleef, IWIT Wien, Dr. Schmolz EDI, Reutlingen, sowie Dr. Pecher, Genyouin, München, der Öffentlichkeit vorgestellt[4].

[4] Explorative Untersuchungen zur Infrarot-Niedertemperaturtechnik mit ILCS (Instant Leukocyte Culture System) zu physiologischen und immunmodulierenden Effekten. Pressekonferenz Dez. 2005. Wien.

[7] Sprigle S, et al: Analysis of localized erythema using clinical indicators and spectroscopy. Ostomy Wound Manage 2003; 49:42-52.

[8] Fullerton A, et al: Guidelines for measurement of skin colour and erythema. A report from the Standardization Group of the European Society of Contact Dermatitis. Contact Dermatitis 1996; 35:1-10.

[9] Krause BF: Accuracy and response time comparisons of four skin temperature monitoring devices. Nurse Anesth 1993; 4:55-61.

[10] Wienert V, et al: {Local thermal stress tolerance of human skin}. Anasth Intensivther Notfallmed 1983; 18:88-90.

[11] Kleef R, Schmolz M, Maerz R, Pecher O, und Saller R, Explorative Untersuchungen zur Niedertemperatur-Infrarot-Technik (Physiotherm) mit ILCS (Instant Leukocyte Culture System) über physiologische und immunmodulierende Effekte. Eine Pilot-Studie der Phase I. publication in preparation, 2008.

Bei der maximalen Eindringtiefe im jeweiligen Wellenlängenbereich werden noch 5 % der ursprünglich auftreffenden Strahlung nachgewiesen. Demnach werden 95 % der abgegebenen Strahlung bereits in den darüber liegenden Hautschichten absorbiert.

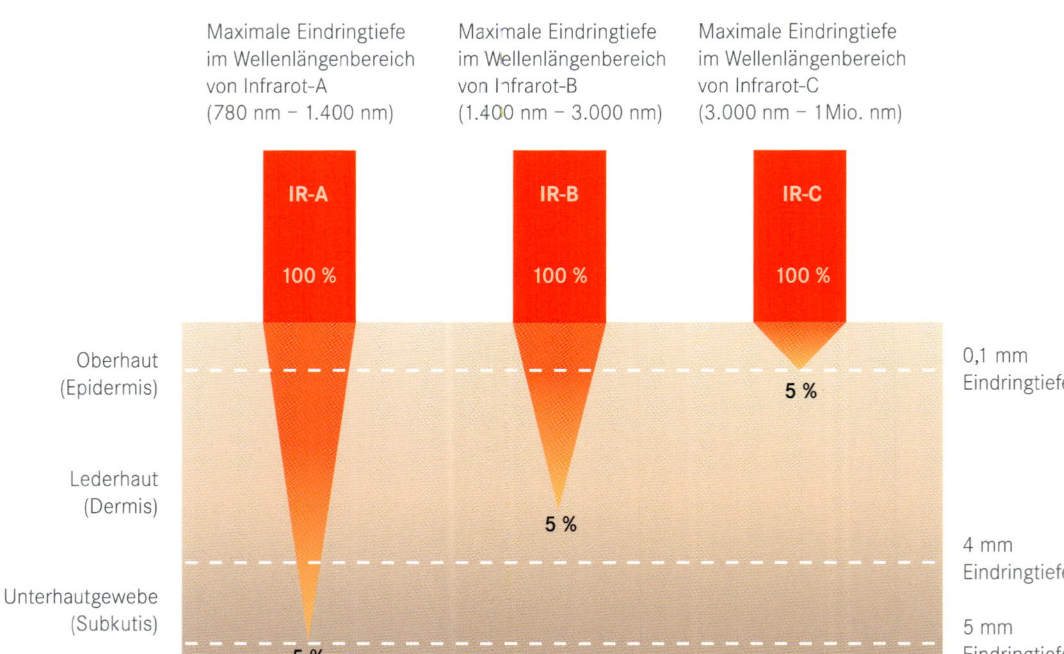

Sicherheitsstudie

Sicherheit ist immer das oberste Gebot. Deshalb wurde in einer zweiten Studie das Verhalten von Hauttemperatur, Hautrötung und Wärmeregulation des Körpers während und nach einer Physiotherm Anwendung überprüft.

Titel der „Sicherheitsstudie"

Explorative Untersuchungen zum Infrarot-Niedertemperatur-Prinzip: Thermoregulation und thermische Belastung der Haut.

Das Design der „Sicherheitsstudie"

Monozentrisch, kontrolliert, prospektiv, Pilotstudie der Phase I

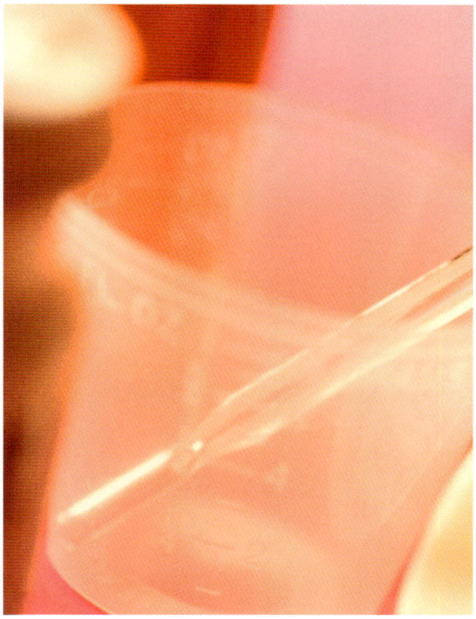

Der Ablauf der „Sicherheitsstudie"

Für diese Studie wurden sieben gesunde männliche Probanden rekrutiert. Die Hautbelastung und Wärmeregulation wurden während einer 40-minütigen Physiotherm-Anwendung *(Pro-Fit 2 deluxe)* untersucht, die jeder Proband jeweils einmal um 14 Uhr am Untersuchungstag absolvierte. Die Nachbeobachtungszeit betrug 3 Stunden.

Die Kabinentemperatur wurde auf 36 °C konstant gehalten und die CO_2-Konzentration auf max. 1 Prozent begrenzt (normale Atemluft enthält 0,36 Prozent CO_2). Der Strahler wurde 12 Minuten mit 100 Prozent und anschließend mit 83 Prozent Leistung gefahren. Die Temperatur des Strahlers (bei 100 Prozent Leistung entspricht das einer Bestrahlungsstärke von ca. 100 mW/cm² Haut in 10 cm Abstand) wurde mit ca. 300 °C dokumentiert. Zur Berechnung der Hautrötung wurde vor und bis zwei Stunden nach der Anwendung eine optisch-spektroskopische Messung durchgeführt [7, 8]. Neben einer berührungslosen Bestimmung der Hauttemperatur im Rückenbereich [9] zeichneten Kontaktsensoren die Temperatur im Rücken- (vier Messstellen) und Brustbereich sowie an beiden Ober- und Unterschenkeln auf. Ferner wurden Blutdruck, Rektaltemperatur, pO_2 (Sauerstoffgehalt des Blutes), Puls und EKG dokumentiert.

Die Studie im Überblick:

- 7 männliche, gesunde Probanden
- 21 – 45 Jahre
- über Inserate 22 Bewerber
- je eine Wärmeanwendung (14 Uhr)
- 3 Stunden Nachbeobachtung
- 7 Probanden wurden ausgewertet
- einfache statistische Auswertung

Die Schlussfolgerungen aus der „Sicherheitsstudie"

- Die Ergebnisse der Basisstudie werden hinsichtlich der gemessenen Parameter bestätigt
- Die Anwendung ist sicher und angenehm
- Die Befindlichkeit wird als sehr gut bewertet
- Die Hautrötung verblasst nach 2 Stunden
- Die Hauttemperatur bleibt 2 °C unter dem kritischen 1-Stunden-Wert (45,7 °C)
- Die Überprüfung der Thermoregulationsreaktion belegt eine „Durchwärmung von innen nach außen"
- Grenzwerte zur Bestrahlungsstärke (EU-Entwurf, ÖNORM) werden eingehalten bzw. unterschritten (100 mW/cm² Haut und 10 mW/cm² Auge)

Das beste Bestrahlungsareal des Körpers: der Rücken im Bereich der Wirbelsäule. Von dort aus wird die Wärme über die Blut- und Lymphbahnen rasch und gleichmäßig im ganzen Körper verteilt.

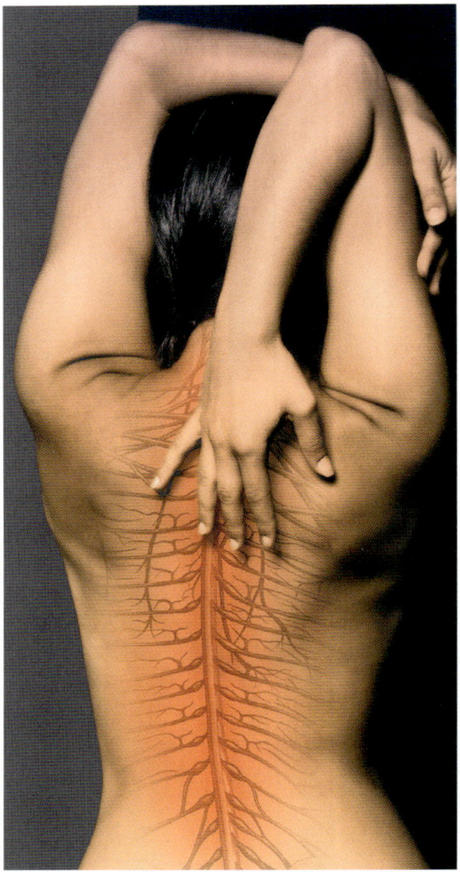

Zusammenfassende Interpretation der „Sicherheitsstudie"

Es konnte gezeigt werden, dass die in der Literatur publizierten Grenzwerte bezüglich Hauttemperatur und Hautrötung im direkt bestrahlten Rückenbereich deutlich unterschritten wurden. Die max. Hauttemperatur wurde im Rückenbereich nach fünf Minuten erreicht und lag im Mittel 2 °C unter dem kritischen 1-Stunden-Wert von 45,7 °C[10]. Die Hauttemperatur blieb über die gesamte Anwendungsdauer unter 43 °C, mit Ausnahme eines kurzfristigen Anstieges knapp über 43 °C in den ersten 5 Minuten. Die Hautrötung war nach zwei Stunden verblasst[10].

Die Körperkerntemperatur stieg im Mittel um 0,2 – 0,3 °C an[1]. Blutdruck und Puls nahmen leicht ab. Die O_2-Sättigung sank um 1 Prozent. Die Hauttemperatur an den Extremitäten erreichte nach ca. zehn Minuten ein Maximum. Das Ergebnis lässt ferner den Schluss zu, dass die Wärmeregulation durch das Physiotherm Prinzip mit jener Wärmeregulation vergleichbar ist, die durch eine körpereigene, erhöhte Wärmeproduktion ausgelöst wird. Es findet tatsächlich eine Durchwärmung von „innen nach außen" statt. Eine schonende Adaption des Organismus ist möglich. Die Erhöhung von Durchblutung und Versorgung ist dadurch möglicherweise verträglicher und effektiver.

Diese Ergebnisse wurden am 8. September 2007 anlässlich des Hyperthermiekongresses am AKH in Wien dem Fachpublikum vorgestellt und in der medizinischen Fachzeitschrift „Forschende Komplementärmedizin" im Oktober 2007 publiziert[3].

Anwendungsbeschränkungen

Ein nicht unumstrittener Lehrsatz sagt, dass jede Anwendung, die positive Wirkungen zeigt, auch Nebenwirkungen haben kann. Auch hinsichtlich der Infrarotanwendungen sollte man einige Dinge beherzigen, wie sie in den allgemeinen Sicherheitshinweisen zusammengefasst sind.

Anstieg und Rückgang der Hauttemperatur während einer Infrarot-Anwendung im Rahmen der „Sicherheitsstudie".

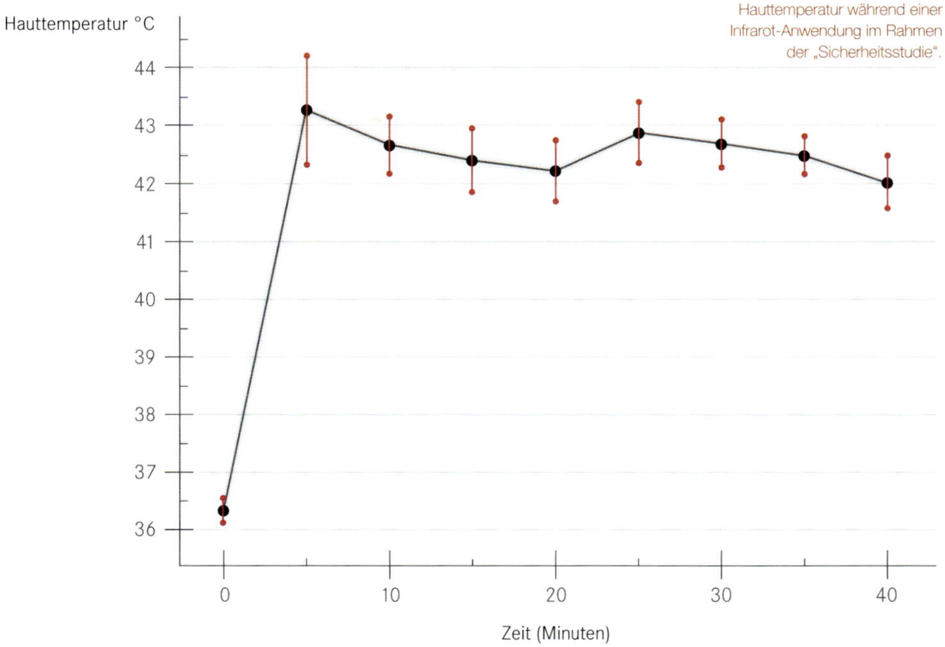

[3] In: Reiter B, et al: Hyperthermie – Symposium aus Anlass des 80. Jahrestages der Verleihung des Nobelpreises für Medizin an Julius Wagner-Jauregg. Forsch Komplementärmed 2007; 14:365-370.

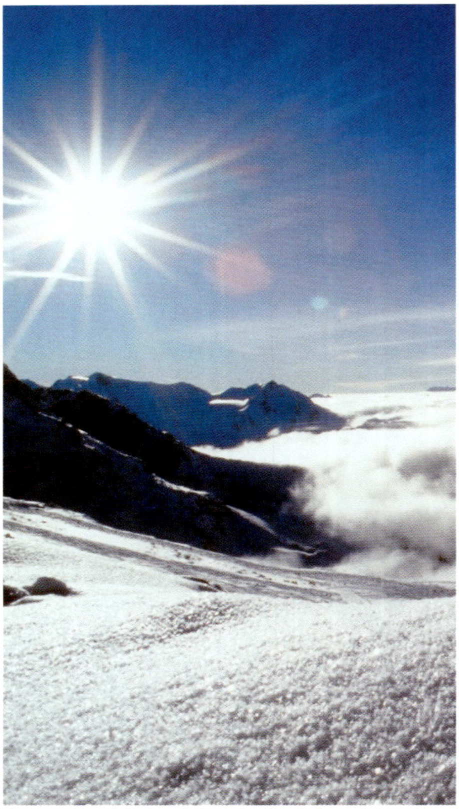

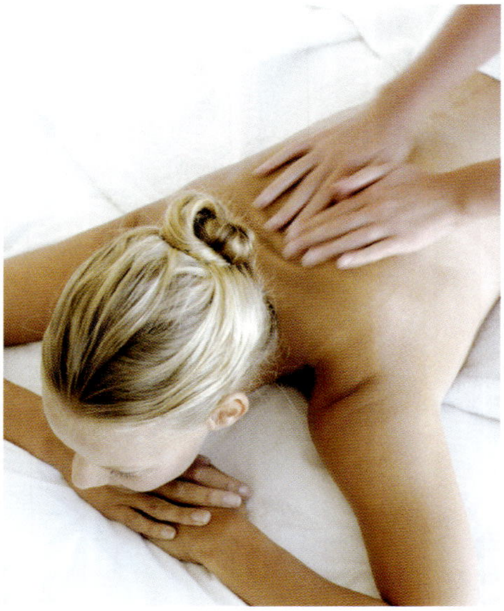

Bei Schwangerschaft, Erkrankungen (z. B. Sensibilitätsstörungen, auch nach Behandlungen der Haut, Lähmungen, Epilepsie, Bluthochdruck, Narben im Rückenbereich, Implantaten mit außenliegendem Zugang) oder der Einnahme von Medikamenten insbesondere bei der Einnahme von Medikamenten, welche das Wärmeempfinden beeinträchtigen können, sprechen Sie bitte vor der Benützung der Kabine mit Ihrem Arzt.

Bitte verzichten Sie auf die Anwendung bei Fieber, akuten Infektionen und Entzündungen, frischen Verletzungen, Thrombosen, unter Alkohol- oder Drogeneinfluss sowie nach einem Sonnenbad oder Solariumbesuch.

Fragen Sie im Zweifel Ihren Arzt oder die medizinisch-wissenschaftliche Abteilung bei Physiotherm.

Forschungsausblick – eine Frage der Verantwortung

Das Bestreben der hausinternen Forschung in Thaur bei Innsbruck ist die Überprüfung des „Physiotherm Prinzips" in der Behandlung definierter Krankheitsbilder, die Erarbeitung von Richtlinien zur unterstützenden Behandlung sowie die Optimierung und Individualisierung des Gesamtkonzeptes. Realisiert werden diese ehrgeizigen Ziele durch zwei etablierte Fachabteilungen: „Forschung & Entwicklung" sowie „Medizinische Wissenschaft", die eng mit Fachleuten aus dem universitären und industriellen Umfeld zusammenarbeiten.

Angesichts einer immer älter werdenden Gesellschaft und der deutlichen Zunahme chronischer Befindlichkeitsstörungen und der damit verbundenen Kosten für die Gesundheitssysteme erscheinen gesundheitliche Eigenverantwortung und unterstützende Maßnahmen in einem neuen Licht. Für Physiotherm ein Grund mehr, das Physiotherm Prinzip wissenschaftlich zu untermauern und zu belegen.

„Das Tiefenwärme-Prinzip von Physiotherm und Luis Schwarzenberger haben mich fasziniert!“

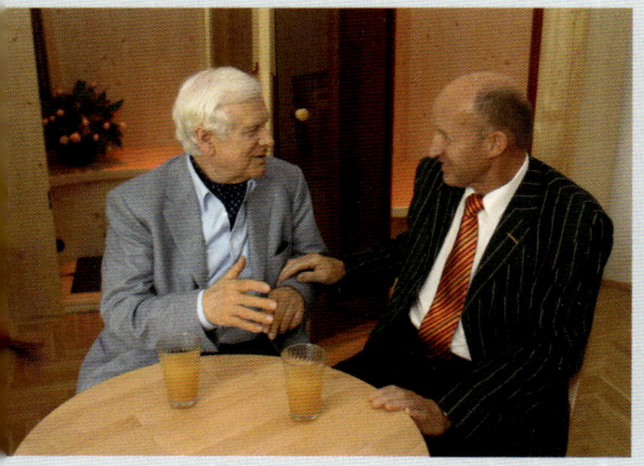

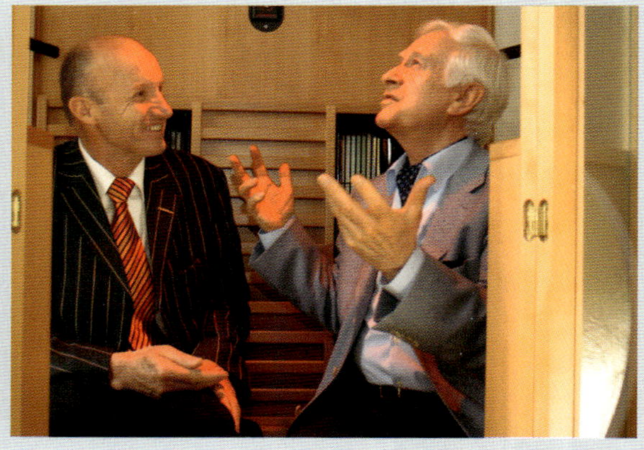

Prof. Hademar Bankhofer und Luis Schwarzenberger

In meiner Funktion als Medizin-Publizist bin ich seit über 35 Jahren bemüht, Neues in der Gesundheitsvorsorge zu entdecken und vorzustellen, das uns Menschen hilft, gesund zu bleiben und, sollte es einmal anders kommen, möglichst bald wieder genesen lässt. Dabei steht für mich immer das Prinzip „nebenwirkungsfrei“ oder „nebenwirkungsarm“ im Vordergrund. Kein Wunder, dass ich dabei immer wieder auf die Faszination und die hervorragende Wirkung von Wärme auf den menschlichen Organismus gestoßen bin. Und die Menschen, die meine Bücher und Berichte lesen, die mich im Hörfunk und im Fernsehen erleben, waren bisher immer dankbar und begeistert von meinen umfangreichen Recherchen. Auch als ich vor Jahren die gute, alte Wärmflasche wieder ins Gedächtnis brachte oder daran erinnerte, dass Pfarrer Kneipp nicht nur Kaltwasseranwendungen predigte, sondern auch Warmwasser-Therapien durchführte.

In unzähligen Publikationen bin ich in all den Jahren immer wieder auf das Thema Schwitzen gekommen und habe vermittelt, wie wichtig dieser Vorgang im menschlichen Körper ist. Schwitzen ist – vom Hirn gesteuert – unsere körpereigene Klimaanlage und ein lebenswichtiger Vorgang. Wenn die Körpertemperatur bei Hitze oder Fieber 37 °C zu übersteigen droht, gibt das Zwischenhirn den Befehl: „Abkühlung!“. Dann tritt aus rund zwei Millionen Schweißdrüsen aus der Haut Flüssigkeit und erzeugt so eine Verdunstungskälte. Mit dem Schweiß scheidet der Organismus aber nicht nur Wasser, sondern auch Gifte, Schadstoffe, Schwermetalle und Stoffwechsel-Müll aus.

Wenn man sich mit dem Schwitzen befasst, kommt man an der Sauna nicht vorbei. Ich habe mir selbst eine Sauna eingerichtet, muss aber gestehen: Ich wurde nicht zum Sauna-Fan. Was sich da jedes Mal in dem mit Holz ausgestatteten Raum an Hitzeentwicklung abspielte, begeisterte mich nicht. Im Gegenteil: Mein Kreislauf war belastet und gestresst. Ich habe mich in der Sauna nur selten wohlgefühlt und ich dachte damals oft: Da muss es doch noch etwas anderes geben!

Und dann stieß ich bei meinen Recherchen auf Infrarot. Mir gefiel schon die erste Erkenntnis, dass auch die Sonne in ihrem Strahlen-Spektrum Infrarot beinhaltet. Und als ich mich intensiver mit „Infrarot“, dem Begriff „Infrarotkabine“ und „Infrarotwärme“ befasste, lernte ich die Physiotherm Technologie kennen. Besser gesagt: das Physiotherm Tiefenwärme-Prinzip, das der natürlichen Wärmeregulation des menschlichen Körpers nachempfunden ist. Mir wurde sofort klar: Damit ist es möglich, auf eine besonders sanfte Art und kreislaufschonend ein gesundes Schwitzen einzuleiten.

Doch ich hätte mich vermutlich spontan nicht so intensiv und hingerissen mit dieser speziellen Physiotherm Infrarot-Technologie befasst, hätte ich dabei nicht einen ganz besonderen Menschen kennen gelernt: Luis Schwarzenberger, ein wunderbarer Mensch und ein „g'standener" Tiroler, wie er im Buche steht. Ein Mann, der weiß, was er will, aufrichtig, sympathisch und mit Handschlagqualität. Ein Mann, der im Laufe seines Lebens gelernt hat, für die Gesundheit selbst sein Schicksal in die Hand zu nehmen und dass man dabei der Natur und ihren Kräften vertrauen sollte.

Ich durfte mit Luis Schwarzenberger viele wertvolle Stunden verbringen. Er hat eine außergewöhnliche Ausstrahlung und ist für mich ein Genie: Er hat 1995 gemeinsam mit einem Erfinder die erste kommerziell nutzbare Infrarot-Niedertemperatur-Kabine entworfen, weiterentwickelt und damit eine Tiroler Erfolgsgeschichte geschrieben.

Jedes Mal, wenn ich mich allein oder gemeinsam mit meiner Frau in die Infrarotkabine setze, denke ich mit Bewunderung an Luis Schwarzenberger. Die wohltuende Tiefenwärme meiner Physiotherm Infrarotkabine gehört für meine Frau und mich zum täglichen Lebens-Ritual. Sie hilft uns, unseren Körper zu entspannen, von Schadstoffen und Giften zu befreien. Und sie hilft uns, auf wunderbare Weise Glückshormone aufzubauen. Man kommt angenehm müde, aber wie neugeboren aus der Kabine. Der therapeutische Nutzen dieser Tiefenwärme-Anwendung liegt für uns spürbar auf der Hand. Ich bin viel unterwegs, sitze viel im Auto und im Flugzeug. Ich weiß es aus eigenem Erleben: Stress ist heutzutage die häufigste Ursache für Verspannungen. Die wohltuende Tiefenwärme unterstützt aktiv den Abbau von Stress und dessen Folgeerscheinun-

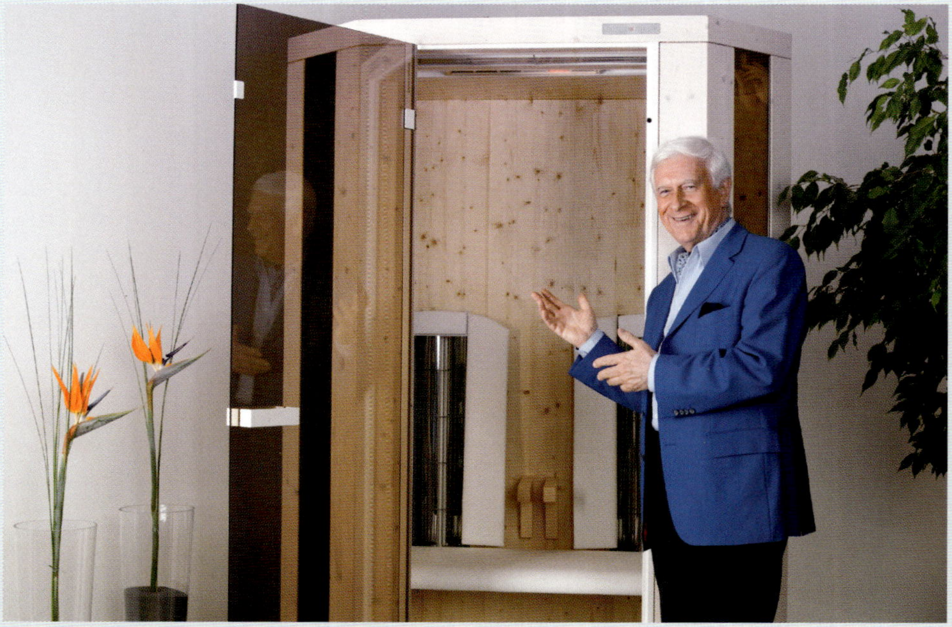

Die Sonderedition von Prof. Hademar Bankhofer

gen bereits ab 30 °C. Das ist angenehm und stellt nie eine Belastung für den Kreislauf dar. Außerdem helfen zusätzlich die individuell nutzbaren Aroma- und Duftbäder in der Kabine, die Strapazen des Alltags wie im Nu wegzuzaubern. Aber das Schönste daran: Man kommt gestärkt gegenüber neuem Stress aus der Infrarotkabine. Ich habe es selbst erlebt: Die Muskulatur entspannt sich merklich. Und damit kann man in vielen Fällen Schmerz-Symptomen vorbeugen. Wenn der Rücken oder die Gelenke durch Überforderung das eine oder andere Mal am Ende eines anstrengenden Tages schmerzen, dann löst sich dieses Problem in der Infrarotkabine wie von selbst.

Die Tiefenwärme mit angenehmen, aber nicht zu heißen Temperaturen spendet neue Lebensenergie und fördert enorm das Wohlbehagen. Das Immunsystem sowie das Herz-Kreislauf-System werden gestärkt und der Stoffwechsel wird angeregt. Man spürt das ganz deutlich. In wenigen Worten zusammengefasst: regenerieren, entschlacken, entspannen, sich einfach wohlfühlen und glücklich sein. In einer Physiotherm Infrarotkabine kann man auf natürliche und individuelle Weise den gesamten Organismus in Schwung bringen. Würde es nicht schon so abgedroschen klingen, so wäre eine ideale Bezeichnung dafür: ein Anti-Aging-Erlebnis. Man kann mit der Tiefenwärme-Anwendung dazu beitragen, möglichst lange jung, fit und vital zu bleiben. Die Zeit in der Infrarotkabine ist als nachhaltige Vorsorge fürs Gesundbleiben gut investiert. Das empfinde ich bei jeder Anwendung.

Danke, Luis Schwarzenberger: Du hast mit Deiner Erfindung und Entwicklung schon viele Menschen glücklich gemacht und ihnen geholfen, dass sie selbst die Initiative ergreifen konnten, um etwas für die Gesundheit von Körper und Seele zu tun.

Dass Prof. Hademar Bankhofer auch mit seinem Namen voll und ganz hinter Physiotherm steht, beweist die weltweit einzige Infrarotkabinen-Sonderedition "Hademar Bankhofer", bei deren Entwicklung der Medizin-Journalist sein langjähriges Know-how im Bereich Gesundheit mit einfließen ließ. Eine eigene Duftölserie, komfortable Polsterung aus weißem Spezialleder, weiße Lasierung und ein digitales Multimedia-Center zur Visualisierung der beiden exklusiven Bankhofer-Bewegungsprogramme sind nur einige der zahlreichen Ausstattungsdetails, die Prof. Bankhofer persönlich mit seiner Unterschrift bestätigt.

Der Österreicher Prof. Hademar Bankhofer ist einer der führenden Medizin-Journalisten und Medizin-Publizisten im deutschsprachigen Raum. Millionen kennen ihn aus Fernsehen, Radio und Zeitungskolumnen sowie seinen über 40 Gesundheits-Ratgebern, die in ganz Europa gern gelesen werden. Seit über 35 Jahren ist Prof. Bankhofer bereits im Dienste der Gesundheit im Einsatz und widmet sich dabei speziell den Themen Naturmedizin, Prävention und Wellness. Er ist Leiter des Internationalen Bankhofer-Zentrums an der Akademie für medizinische Kommunikation im bayerischen Bad Füssing und arbeitet seit über 20 Jahren eng mit dem Institut für Sozialmedizin an der Universität Wien zusammen. Für seine Arbeit auf dem Gebiet der Medizin und Gesundheitsvorsorge wurde ihm 1991 der Berufstitel Professor verliehen, 2008 wurde Prof. Bankhofer zum „Medizin-Guru des Jahres“ gewählt.

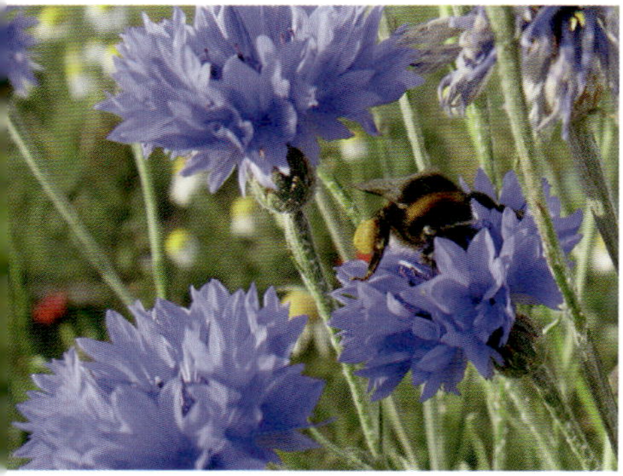

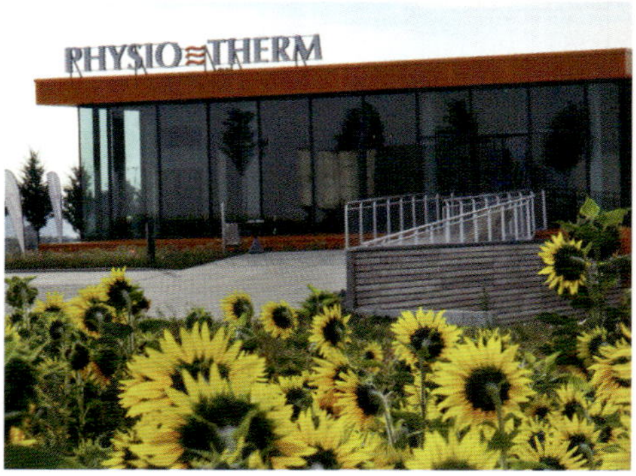
PHYSIO THERM

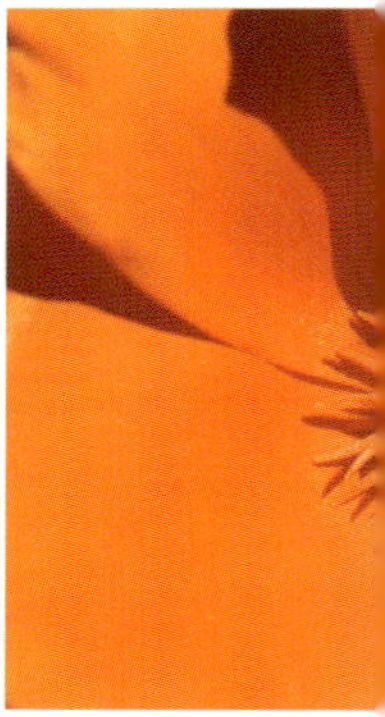

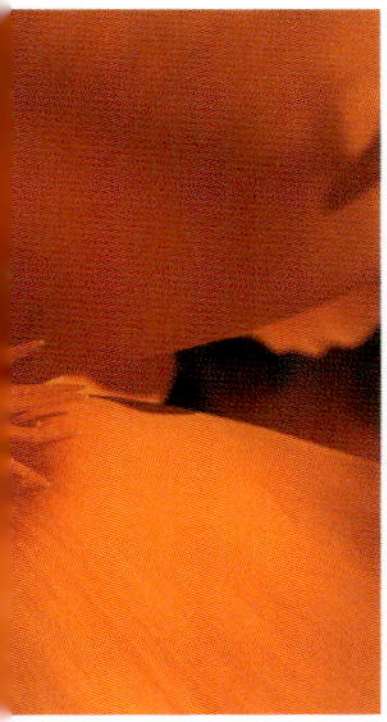

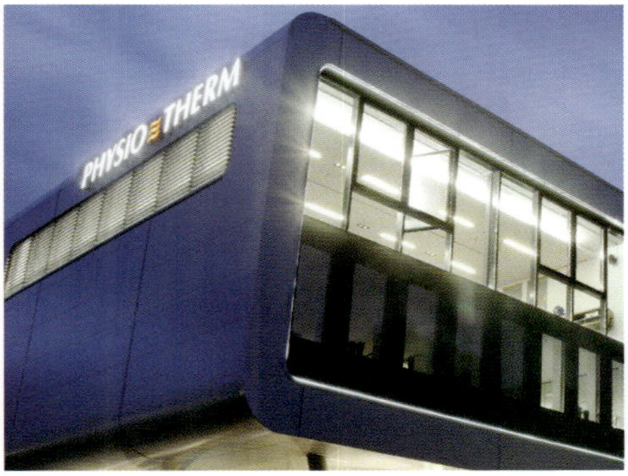

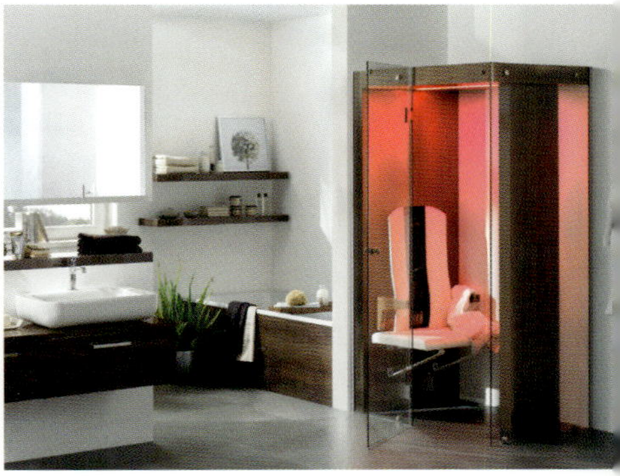

05 *Physiotherm, ein Unternehmen stellt sich vor.*

Physiotherm, ein Unternehmen stellt sich vor.

„Finde dein ganz persönliches Schicksal und tu das, was du tust, mit Herz, Mut und Leidenschaft. Sei stets offen für außergewöhnliche Wege, aber bleibe dabei immer authentisch!"

Luis Schwarzenberger

Weitblick – auch bei der Wahl des Firmennamens

„Gut Ding will Weile haben", meinte schon der römische Epiker Ovid. Das dachte ich mir auch und gab mir selbst die Zeit, die es eben brauchte, für mein Unternehmen einen geeigneten Namen zu finden. Viele, die mir zusagten, weil sie auch zu meinem

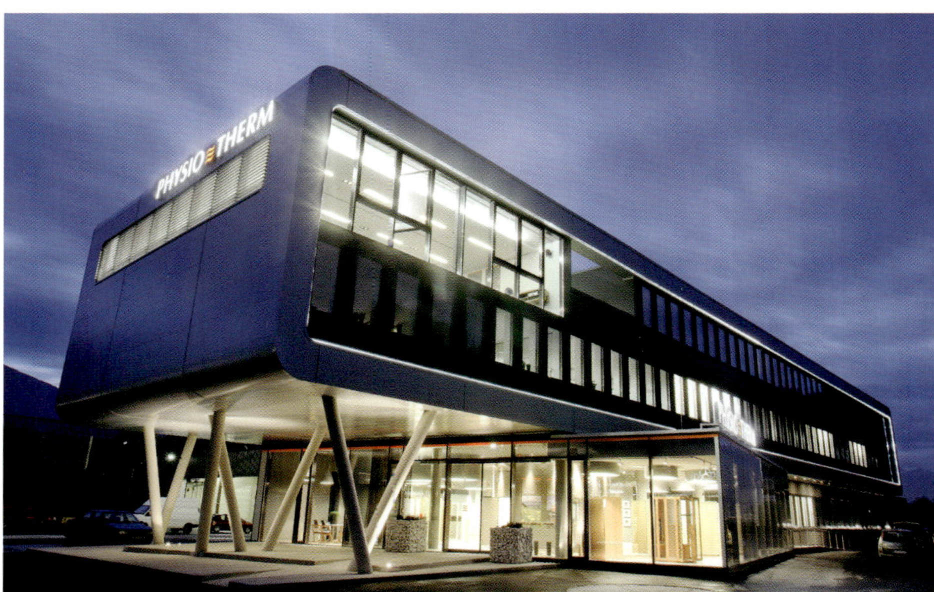

Die Physiotherm-Zentrale in Thaur bei Innsbruck / Tirol.

Unternehmensgegenstand passten, waren schon „besetzt“ und eingetragen. Ich erinnerte mich an meinen Schweizer Freund Harald Wessbecher mit einer speziellen medialen Veranlagung – ein Mensch, der in anderen „Sphären“ agiert. „Warum nicht einen völlig unorthodoxen Weg in Betracht ziehen, um ans Ziel zu kommen?“, dachte ich. Ich fuhr also mit fünf Namensvorschlägen für meine Firma im Gepäck zu ihm, übergab sie seiner Obhut und er machte sich auf die Reise nach Orgon. Nur Minuten später verkündete er feierlich jenen Namen, unter dem seit 1995 Gesundheitsvorsorge mit dem Tiefenwärmekonzept unter einem ganz besonderen und guten „Stern“ firmiert: Physiotherm!

Ungewöhnliche Ideen finden oft ungewöhnliche Wege

So befremdend dieses Zwischenspiel mit der Namensfindung im ersten Moment klingen mag, denn meine Geschichte besteht ja eigentlich aus Logik und Bodenständigkeit: Der Name Physiotherm stammt aus einer anderen Dimension. Aber der Schritt über den gesellschaftlichen Tellerrand hinaus war genau jener Auslöser, warum es Physiotherm heute in dieser Form und „Dimension“ überhaupt gibt. Ab und zu – wenn man niemandem schadet und es Sinn macht – muss man ungewöhnliche Wege gehen, Regeln brechen, sich aus den gesellschaftlich auferlegten Verhaltensnormen befreien. Und wenn wir in der Geschichte zurückblicken, so werden wir feststellen, dass Erfinder und herausragende Persönlichkeiten, die etwas bewegten, Neuem gegenüber sehr aufgeschlossen und vor allem neugierig waren.

Es war nie meine Intention etwas zu erfinden, wodurch ich reich werden würde. Ich bin davon überzeugt, dass das der falsche Ansatz ist und eine schlechte Motivation. Reichtum kann sich auch in anderer Form einstellen. Wenn man etwas mit Leidenschaft, den besten Absichten und festem Glauben leistet, dann stellt sich der Erfolg ganz von selbst ein; und Reichtum drückt sich nicht immer in der Anhäufung von Geld aus. Denn wenn ich viel gebe, muss ich mich um das „Bekommen“ nicht mehr kümmern. Und das ist übrigens auch der Geist der Unternehmensphilosophie von Physiotherm.

Physiotherm heute
Tradition trifft Leidenschaft

Physiotherm baut auf traditionellen Wertvorstellungen wie Verantwortung, bodenständiges Handwerk, Ehrlichkeit und Teamgeist auf. Das heißt mit anderen Worten, wir geben das Feuer der Leidenschaft an alle in unserem Hause tätigen Menschen weiter. Und damit lässt sich eine gesunde und klar definierte Unternehmensphilosophie authentisch umsetzen.

Jeder einzelne der 153 Mitarbeiterinnen und Mitarbeiter, der 2008 unser Unternehmen unterstützte, sei es in der Zentrale, der neuen Produktionstätte oder in einem der 32 Beratungscentern in Österreich, Deutschland, der Schweiz und in Italien, beweist täglich Leistungsbereitschaft, Engagement und innovative Neugierde im Dienste einer sinnvollen und nachhaltigen Gesundheitsvorsorge.

Durch diesen ausdauernden Einsatz konnten wir im Geschäftsjahr 2008 (Oktober 2007 bis September 2008) über 7.000 Kabinen verkaufen. Einmal mehr bestätigt das unsere führende Rolle als Hersteller und Anbieter von Infrarotkabinen mit Niedertemperatur-Tiefenwärme-Technik. Wir sind stolz auf über 30.000 zufriedene Kunden, mehr als 3.000 Hotels und Spa-Anlagen, 150 erstklassige Wellness- und Fitnessinstitute und über 50 Kurzentren, Thermen und Kliniken.

Zum Wohl der Gesundheit: die Physiotherm Forschungsabteilung
Im Jahr 2004 beschloss Physiotherm, den Bereich Forschung & Entwicklung deutlich auszubauen und vor allem mit eigenen klinischen Studien zu beginnen. Für ein mittelständisches Unternehmen bedeutete dieser Schritt durchaus ein finanzielles Risiko, da die Kosten für derartige Forschungen enorm sind. Zudem: Infrarot-Anwendungen sind Wärmeanwendungen, und Wärme wird seit tausenden von Jahren erfolgreich und in vielfältiger Weise zur Linderung unterschiedlichster Krankheitsbilder eingesetzt.

Zwei Fragestellungen standen im Raum: Wird sich die Überlegenheit der Niedertemperatur-Infrarottechnik auch in kontrollierten klinischen Vergleichsstudien nachweisen lassen? Und kann man dieses „Physiotherm Prinzip“ noch verbessern und wenn ja, wie? Um diese Fragen zu klären, wurde Dr. Otto Pecher mit den Recherchen und der Zusammenstellung eines Forschungsteams beauftragt.

Das Physiotherm-Prinzip: in klinischen Studien überprüft
Das Wissenschaftsteam, bestehend aus Hyperthermie-Experten, Immunologen und Biometrikern, nahm Ende 2004 seine Arbeit auf. Unterstützt und beraten wurde die Forschungsgruppe dabei durch die Abteilung für Komplementärmedizin des Universitäts Spitals Zürich. 2005 konnte die erste klinische Studie unter Leitung von Dr. Ralf Kleef abgeschlossen werden. Sie belegte die Überlegenheit des „Physiotherm Prinzips“ im Vergleich zu einer üblichen Wärmekabine und warf viele interessante, wissenschaftliche Fragestellungen auf. Unter anderem zeigte sich, dass durch Wärmeanwendungen – je nach Art, Ort und Dauer der Wärmezufuhr sowie abhängig von der jeweiligen Umgebungstemperatur – ganz unterschiedliche Reaktionen im Körper ausgelöst werden können.

Wärmeanwendungen, die auf den gesamten Körper wirken, werden bei verschiedenen chronischen Gesundheitsstörungen und zur Gesundheitsvorsorge empfohlen. Sollen dabei Körperkerntemperaturen über 38 °C (künstliches Fieber) erreicht werden, ist eine strenge ärztliche Überwachung erforderlich. Physiotherm ist es gelungen, die ideale Wärmeanwendung für den Heim- und Wellnessbereich zu entwickeln. Dieses Prinzip, das lokale Effekte der Wärme mit einer milden Ganzkörperüberwärmung kombiniert, sollte allerdings hinsichtlich Wirkungsweise und Sicherheit verschiedene Kriterien erfüllen, wie sie von Physiotherm 2007 auf dem Hyperthermie-Kongress im AKH Wien vorgestellt wurden.

Information ist alles: das Physiotherm-Experten-Netzwerk
Um bestehende Kunden optimal betreuen, Interessenten seriös beraten und die Forschungs- & Entwicklungsabteilung entsprechend unterstützen zu können, schuf Physiotherm 2006 eine eigene medizinisch-wissenschaftliche Abteilung, mit deren externer Leitung Dr. Otto Pecher beauftragt wurde. Mit dem Aufbau eines „Ärztenetzwerks" sowie eines „Expertenboards" wird der damit vorgezeichnete Weg auch 2009 konsequent weiterverfolgt. Durch die im Netzwerk integrierten Mediziner soll der wissenschaftliche Austausch gefördert werden. Zudem stehen die Ärzte für unabhängige Fachvorträge zu verschiedenen Gesundheitsthemen zur Verfügung, so dass Interessierte im Rahmen dieser Veranstaltungen einen kompetenten Ansprechpartner für persönliche Fragestellungen finden. Das Expertenboard, bestehend aus drei unabhängigen Institutsleitern verschiedener Universitäten, wird Physiotherm hinsichtlich der strategischen Ausrichtung beratend zur Seite stehen.

Dr. med. Otto Pecher

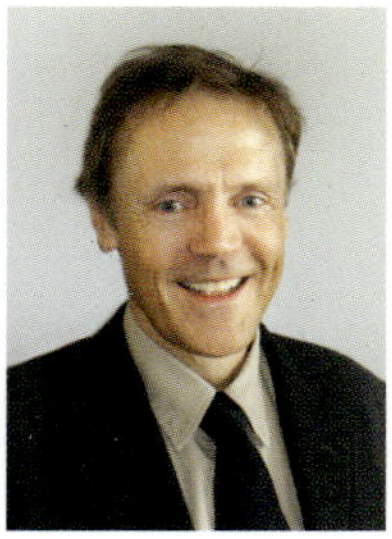
Dr. med. Otto Pecher

Dr. Pecher spezialisierte sich nach seiner Ausbildung in Anästhesiologie und Notfallmedizin auf Naturheilverfahren. Neben seiner naturheilkundlichen Privat-ordination im Raum München berät Dr. Pecher seit ca. 20 Jahren Pharma- und Medizingerätetechnikfirmen bei der Planung und Umsetzung klinischer Studien, der Zulassung sowie der Qualitätssicherung. In den 90er-Jahren arbeitete Dr. Pecher bei der Erforschung komplementärmedizinsicher Therapieansätze unter anderem wissenschaftlich eng mit Professor Ernest L. Wynder, American Health Foundation, New York, und Dr. Ralf Kleef, damals Office of Alternative Medicine, Washington, zusammen.

Wärme ist eine der wichtigsten Quellen zur Unterstützung von Immunsystem und Stoffwechsel.

Dr. med. Ralf Kleef

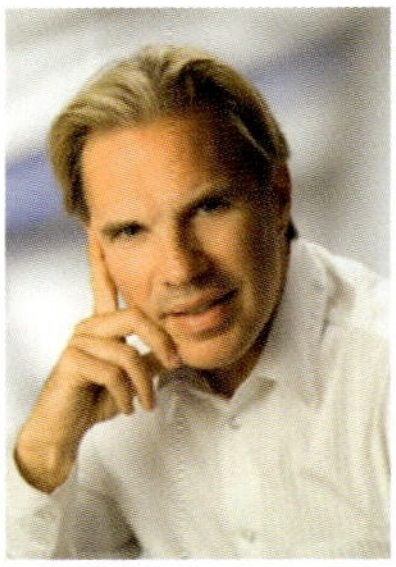

Dr. med. Ralf Kleef
Leiter des „Institut für Wärme und Immuntherapie"

Die Erhöhung der Körperkerntemperatur über den normalen Wert (Fieber) – als biologische Antwort auf eine Infektion und/oder Entzündung – findet nicht nur im menschlichen Organismus statt: Diese Reaktion hat sich schon früh in der Evolution entwickelt. Selbst Kaltblüter bewegen sich bei Infektionen instinktiv in eine wärmere Umgebung.

Fieber ist in der Regel nicht als lästiges Krankheitssymptom zu sehen, das bekämpft und/oder unterdrückt werden muss. Es ist ein zeitlich befristetes, physiologisches und immunologisches Sonderprogramm, das die Natur für außergewöhnliche, akute Herausforderungen (z.B. Infektionen) entwickelt hat.

Nicht nur aus diesem Grund stellt die Wärmeanwendung eines der ältesten Therapieverfahren der Medizingeschichte dar. Ärzte imitieren hierbei die immunologischen Wirkungen einer Temperaturerhöhung im Körper als biologisches Grundphänomen. Diese jahrtausendealte Erkenntnis der

Erfahrungsberichte.

Erfahrungsheilkunde wird durch die aktuelle immunologische Fieber-Forschung eindrucksvoll bestätigt. Es ist auffällig, dass in der heutigen Zivilisation viele Menschen die Fähigkeit teilweise oder ganz verloren haben, auf eine Infektion mit Fieber zu reagieren. Mediziner stellen derzeit fest, dass künstlich erzeugte Tiefenwärme unter bestimmten Voraussetzungen das natürliche „Heil-Fieber" imitieren kann.

Eine extreme Form ist das „künstliche Fieber", auch „medizinische Hyperthermie" genannt. Hierbei werden im gesamten Körper oder in einem begrenzten Gewebebereich über Stunden Temperaturen von bis zu 41 °C aufrecht erhalten. Spezialisierte Einrichtungen, wie z.B. das „Institut für Wärme und Immuntherapie" in Wien, setzen zur Ganzkörperhyperthermie die aufwändige Technik der wassergefilterten Infrarotstrahlung ein. Zur lokal begrenzten Fiebererzeugung in tiefliegenden Gewebeschichten, wie z.B. in einem Tumor, werden dagegen Radiowellen genutzt. Die Einsatzgebiete der „medizinischen Hyperthermie", die eine intensivmedizinische Überwachung erfordert, erstrecken sich von Burnout, Weichteilrheuma über allergische Erkrankungen, Schmerzzustände bis hin zu Krebserkrankungen.

Die Erzeugung „künstlichen Fiebers" muss spezialisierten Ärzten vorbehalten bleiben. Zu einem gewissen Teil kann dieser natürliche Selbstheilungs-Mechanismus aber durch eine physikalische, milde und kurzzeitige Ganzkörpertiefenüberwärmung in der Vorsorge (Präventionsmedizin) und bei chronischen Erkrankungen nachvollzogen und effektiv genutzt werden. Dafür sollte eine Wärmeanwendung unter anderem folgende Kriterien erfüllen: den Körper möglichst belastungsfrei von Beginn an kontinuierlich und langsam durchwärmen, dabei aber kein künstliches Fieber erzeugen. Die wichtigste Wirkung der Tiefenwärme zur Steigerung der Entgiftung (Detoxifikation) und Stoffwechselaktivierung ist die generalisierte Erweiterung (Vasodilatation) der Blut- und Lymphgefäße mit einer Verbesserung der Mikrozirkulation in allen Muskel- und Organschichten sowie eine signifikante Erhöhung der Schweißsekretion. Eine moderne Infrarottechnologie, die die Grenzwerte für die Bestrahlungsstärken und die Hauttemperatur einhält, ist für die berührungslose Wärmezufuhr unbedingt zu empfehlen.

Das Physiotherm Prinzip erfüllt diese Anforderungen unter Berücksichtigung strengster Sicherheitsrichtlinien optimal und hat sich auch in Studien üblichen Infrarotwärmekabinen als überlegen gezeigt. Deshalb sind Physiotherm Infrarotkabinen für die private Gesundheitsvorsorge bestens geeignet.

Mag. Gernot Deutsch,
Geschäftsführer
„Quellenhotel & Spa“ und
Heiltherme Bad Waltersdorf

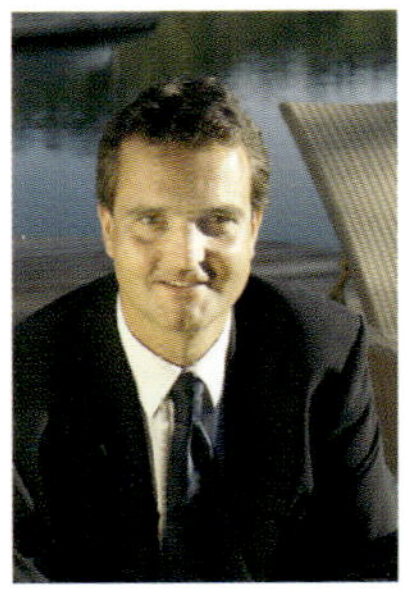

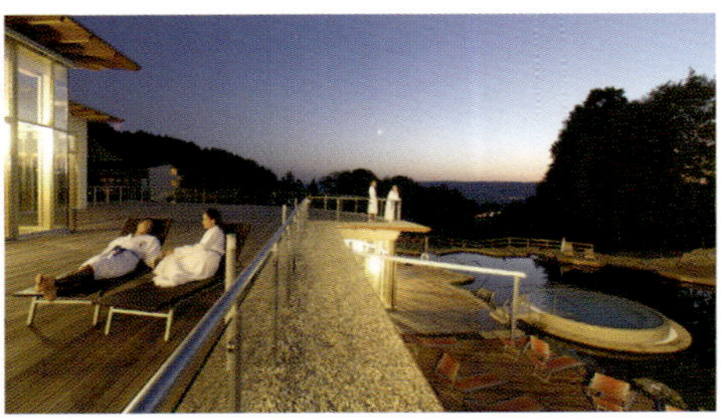

Mit Physiotherm auf Erfolgskurs

Die Therme Bad Walterdorf gehört bereits zu den größten Thermen in Österreich. Mit den Infrarotkabinen von Physiotherm sind wir in der Lage, ein ganzheitliches Gesundheitsprogramm anzubieten – zum Wohle und zur vollsten Zufriedenheit unserer Kunden. Aufgrund der ständig steigenden Nachfrage haben wir unser Angebot mit einer Infrarot-Großraum-Kabine erweitert. Besonders hervorheben möchte ich die von Physiotherm erforschten körperlichen Effekte, wie die Erhöhung der Durchblutung, verbesserte Versorgung des Gewebes mit Sauerstoff und Nährstoffen, Entgiftung und Entschlackung sowie die schmerzlindernden Eigenschaften. Wir haben in Physiotherm einen verlässlichen Partner gefunden und möchten uns auf diesem Wege für die hervorragende Zusammenarbeit bedanken.

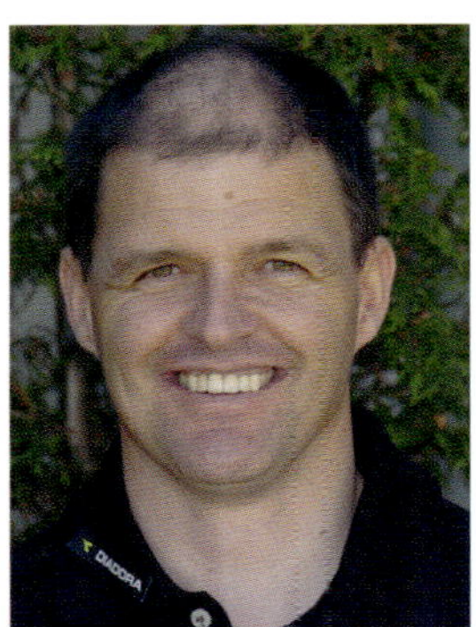

Markus Gandler

Im Jahr 1998 kam ich zum ersten Mal mit Infrarot in Kontakt, und zwar im Zuge der Vorbereitungen zu den Weltmeisterschaften 1999 in der Ramsau. Man stellte uns für die komplette Vorbereitungszeit eine Kabine zur Verfügung. Für mich war es in zweierlei Hinsicht eine beeindruckende Erfahrung: Erstens erkannte ich, dass letztendlich die richtigen Komponenten eine Top-Ausrüstung ausmachen. Und dass zweitens nur eine souveräne Betreuung zum gewünschten Erfolg führt.

Für mich stand damals schon fest, dass wir von dieser Infrarot-Niedertemperatur-Technik in Bezug auf Gesundheitsvorsorge, Wohlbefinden und Regeneration in den nächsten Jahren noch viel hören und spüren werden. Meiner Meinung nach hat sie ein Riesen-Potenzial, das bei Weitem noch nicht ausgeschöpft ist. Ich kann die Physiotherm Infrarottechnik nur empfehlen.

Erfahrungsberichte.

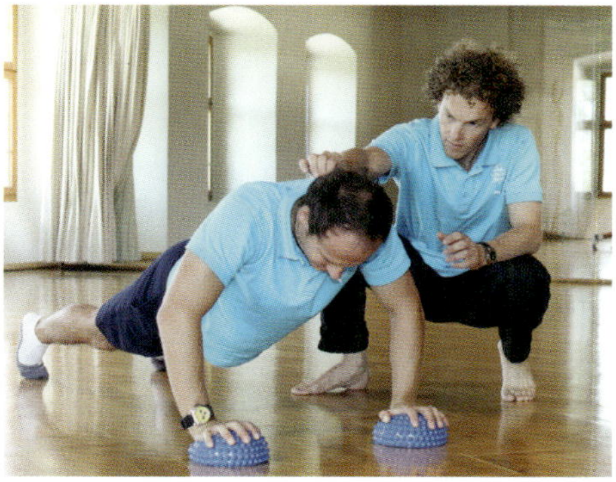

Daniel Hechenblaickner
Physiotherapeut, Trainer und Uniqa Vital Coach

Infrarotstrahlung begegnet uns täglich, kann Unglaubliches bewirken und unseren Alltag erleichtern. In der medizinischen Anwendung hilft sie uns, gesund zu werden oder gesund zu bleiben. Nasennebenhöhlen-Entzündungen, wie sie in der nasskalten Jahreszeit oft auftreten, können mittels Infrarotbestrahlung bestens behandelt werden. Sportler, wie beispielsweise Radfahrer, die ich selbst betreue, regenerieren sich nach dem Training in einer Infrarotkabine und halten sich so fit. Auch in der Bewegungstherapie wirkt Wärme oft Wunder. So manche akuten oder chronischen Beschwerden konnten durch Infrarot-Bestrahlung gelindert werden. Außerdem profitieren das Immunsystem, der gesamte Bewegungsapparat und die Psyche von einer Anwendung in der Infrarotkabine.

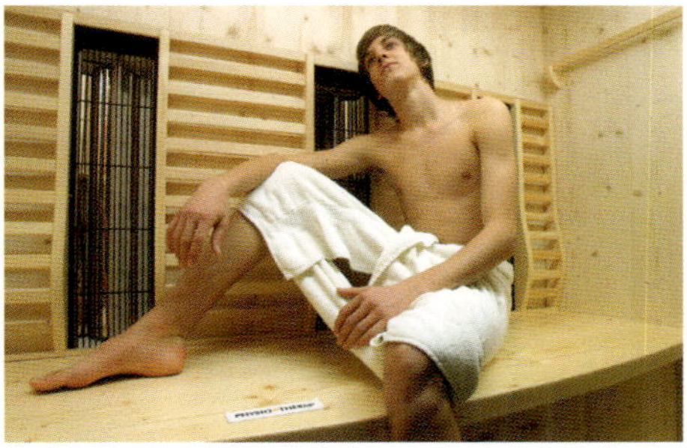

Gregor Schlierenzauer
2-facher Skiflugweltmeister

Die Niedertemperatur-Infrarottechnik von Physiotherm ist seit Jahren fixer Bestandteil meines Regenerationsprogramms bei allen Wettkampf-Vorbereitungen. Die individuellen Anwendungsmöglichkeiten und die professionelle Betreuung haben mich überzeugt. Auch im privaten Bereich entspanne ich gerne mit der Niedertemperatur-Technik von Physiotherm, die mittlerweile für mich zum „Alltag“ gehört.

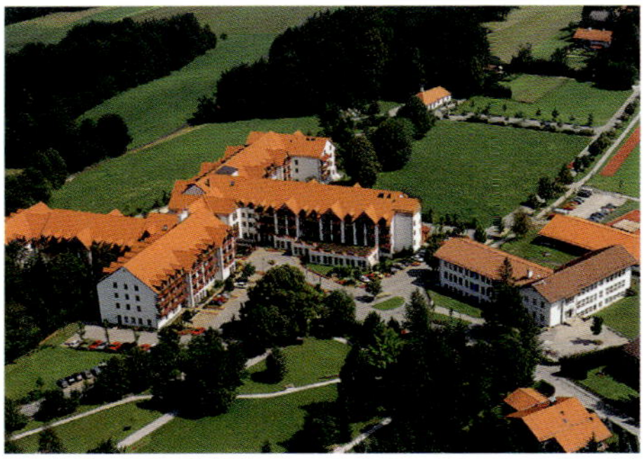

m&i-Fachklinik Bad Heilbrunn
Stefan Pahle, Leitung Therapie

Die m&i-Fachklinik Bad Heilbrunn mit 380 Betten ist eine renommierte Klinik für physikalische Medizin und medizinische Rehabilitation mit den Fachabteilungen Orthopädie/Traumatologie, Neurologie/Neuropsychologie, Innere Medizin/Diabetologie, Kardiologie und Transplantationsmedizin/Nephrologie. Die Klinik gehört zum Verbund der m&i-Klinikgruppe Enzensberg, die als privatwirtschaftlich geführtes Unternehmen im Gesundheitswesen das Dach interdisziplinär ausgerichteter Fachkliniken und Gesundheitszentren an zwölf Standorten in Deutschland und der Schweiz bildet.

Seit drei Jahren behandeln wir in unserer Klinikgruppe mit Infrarot – zuerst in Bad Heilbrunn, später dann in der Klinik Hohenurach. Dabei verwenden wir Infrarotkabinen mit der Niedertemperatur-Technik von Physiotherm.

Unsere Patienten und das Therapieteam unserer Klinik können die positive Wirkung vor allem bei orthopädischen Krankheitsbildern nur bestätigen:

- Die direkte Einstrahlung von sanfter Tiefenwärme löst sehr gut muskuläre Verspannungen, gerade im Bereich der Wirbelsäulenmuskulatur.
- Sie ist tatsächlich herz- und kreislaufschonender als eine Sauna, was unseren älteren und kardiologisch erkrankten Patienten sehr zu Gute kommt.
- Die nicht unerhebliche psychische Wirkung ist gerade bei unseren Schmerzpatienten sehr wichtig, denn man fühlt sich nach einer Anwendung nicht schlapp, sondern behaglich und fit.
- Durch die regulierbare Intensität kann man die Anwendung individuell an alle Patienten und die verschiedenen Krankheitsbilder anpassen.

Alles in allem eine sinn- und wertvolle Ergänzung im Therapiespektrum unserer Fachklinik.

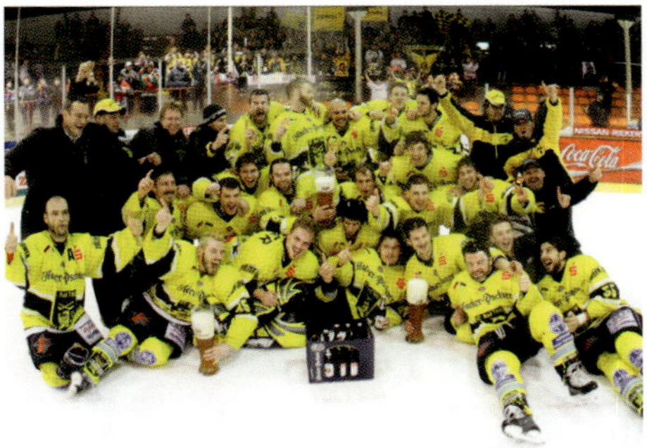

Ralf Veicht
Physiotherapeut der Tölzer Löwen seit 1994

Erfahrungsbericht der Tölzer Löwen
Die Tölzer Löwen nutzen die Infrarotkabine von Physiotherm jeden zweiten Tag zur Regeneration nach einem Abendtraining für ca. 10 – 15 Minuten. Manche Spieler setzten sich sogar noch kurz vor einem Spiel für nur fünf Minuten hinein. Da im Eishockey am Wochenende zweimal gespielt wird (Freitag und Sonntag), ist die Infrarotkabine die optimale Ergänzung zur Regeneration und Vorsorge oder auch um neue Kräfte zu tanken. Massagen nach den Spielen werden durch eine Anwendung in der Pro-Fit Infrarotkabine ideal unterstützt. Die Profi-Mannschaft der Tölzer Löwen (2. Bundesliga) schwört auf die Infrarotkabinen von Physiotherm.

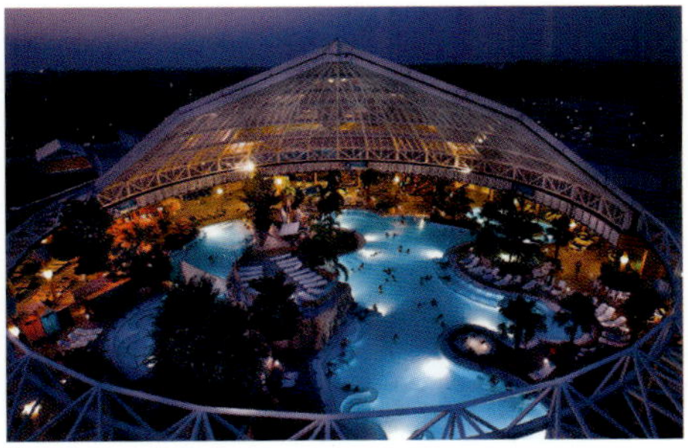

Jörg Wund
Geschäftsführer Thermenwelt Erding

Seit Jahren verwendet die Thermenwelt Erding neben über 25 klassischen Saunen mehrere Physiotherm Infrarotkabinen mit Niedertemperatur-Technik.

Ob im Thermenparadies, in der VitalOase oder im weltgrößten Saunaparadies, Physiotherm Infrarotkabinen werden von unseren gesundheitsorientierten Gästen sehr rege in Anspruch genommen. Vor allem das gesunde Schwitzen schon ab einer Temperatur von 30 °C lieben die Gäste sehr, da auch schon in diesem Bereich eine hohe Entspannung und gute körperliche Effekte erreicht werden.

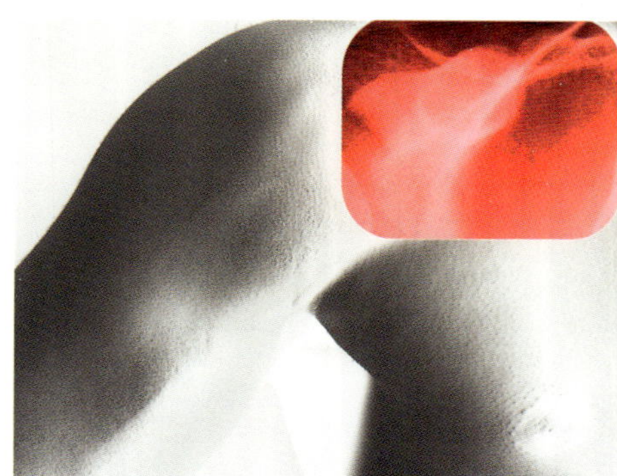

Weitere Untersuchungen zur Orientierung.

Rodler-Studie
Orientierende Untersuchungen, die unter Berücksichtigung der erhobenen Grundlagendaten bei der Planung weiterer klinischer Studien helfen sollen, wurden in Zusammenarbeit mit dem Österreichischen Rodelverband (Vorbereitung und Regeneration mit dem Physiotherm Prinzip) durchgeführt.

Dabei wurde das Physiotherm Prinzip mit dem standardisierten Aufwärmprogramm unter Wettkampfbedingungen verglichen. Bei dieser Untersuchung konnten die Sportler selbst entscheiden, ob, wann und wie oft sie die Physiotherm Kabine nutzen wollten. Die Studie wird deshalb als eine „offene Studie" bezeichnet.

Ergebnisse:
- Die Beweglichkeit der Wirbelsäule wurde verbessert
- Bestehende Schmerzen konnten reduziert werden

Schulter-Arm-Syndrom-Untersuchung
In einer Diplomarbeit im Rahmen der Ausbildung zum Physiotherapeuten an der EURAK, Hall in Tirol, wurde die Kombination einer Physiotherm Anwendung und einer anschließenden Massage mit einer alleinigen Massage in der Behandlung des Schulter-Arm-Syndroms verglichen. Hinsichtlich der untersuchten Parameter Beweglichkeit, Schmerzsymptomatik und subjektiver Stressfaktor erwies sich die Kombinationsbehandlung als deutlich überlegen [11].

Ergebnisse:
- Die Beweglichkeit der Wirbelsäule wurde verbessert
- Schmerzen konnten reduziert werden
- Stress konnte deutlich abgebaut werden

---

[11] Gundrum B, (2008) Infrarottherapie und Massage beim Schulterarmsyndrom, Diplomarbeit. EURAK, Hall/Tirol.

Epilog

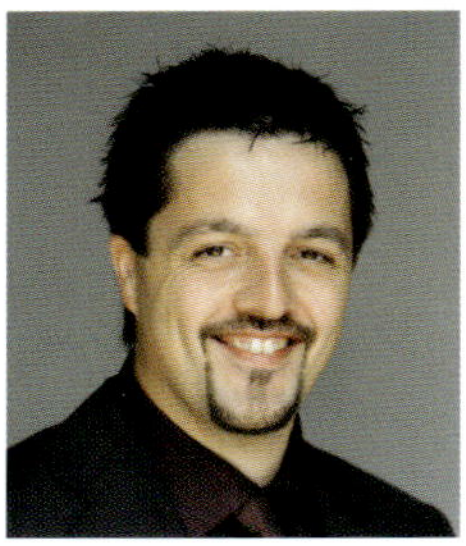

Ing. Josef Gunsch
Geschäftsführender
Gesellschafter Physiotherm

Als ich vor zehn Jahren zum Unternehmen Physiotherm kam, lernte ich nicht nur einen erstaunlich authentischen Menschen, sondern auch eine beeindruckende Geschichte kennen. Man mag an Vorsehung, an Bestimmung glauben oder auch nicht. Davon, dass es im Leben keine Zufälle gibt, überzeugte mich das Geschehen rund um die Person Luis Schwarzenberger. Denn es gibt Menschen, die sich ihrem Schicksal fügen, aber es gibt wenige, die sich diesem „Gegenwind" im Leben stellen. Ich überlege heute noch oft: „Was wäre passiert, wenn Luis nur ‚zufällig' eine andere Tour gegangen wäre, vielleicht auch noch an einem anderen Tag. Würde es Physiotherm überhaupt geben?"

Eines steht fest: Luis Schwarzenberger hat bis dato einen wertvollen Beitrag zur positiven Entwicklung von Infrarot in der ganzheitlichen Gesundheitsvorsorge geleistet. Durch den ständigen Fokus auf einen nachhaltigen Nutzen für das Wohlbefinden unserer vielen Anwender brachte das ihm und unserem Traditionsunternehmen eine einzigartige Alleinstellung in diesem Bereich. Die ausgeprägte, visionäre Kraft stärkt nicht nur unsere unternehmerische Zukunft. Die hohen Ansprüche an uns selbst und unsere Kabinen machen uns für die gesamte Region und darüber hinaus zu einem verlässlichen Arbeitgeber und Partner – das entspricht im Übrigen auch unserem Selbstverständnis.

Zudem widmet sich unsere interne Forschungs- und Entwicklungsabteilung sowohl den medizinisch-wissenschaftlichen als auch den technischen Weiterentwicklungen. Sie bildet die Basis unseres Fortschritts und gewährleistet die Umsetzung unserer ehrgeizigen Ziele. Und mit der eigenen Produktion in Thaur/Tirol und dem neuen Werk in Treuen/Sachsen, wo die gesamten Holzbauelemente hergestellt werden, sind wir zudem in der Lage, wesentlich schneller und flexibler auf Kundenwünsche einzugehen.

Als Mitglied des österreichischen Normungsausschusses leistet Physiotherm einen wesentlichen Beitrag zur Entwicklung und Verbesserung der einschlägigen Norm. So wird auch sichergestellt, dass unser Know-how zu einer qualitativen Aufwertung des Gesamtmarktes beiträgt.

Josef Gunsch

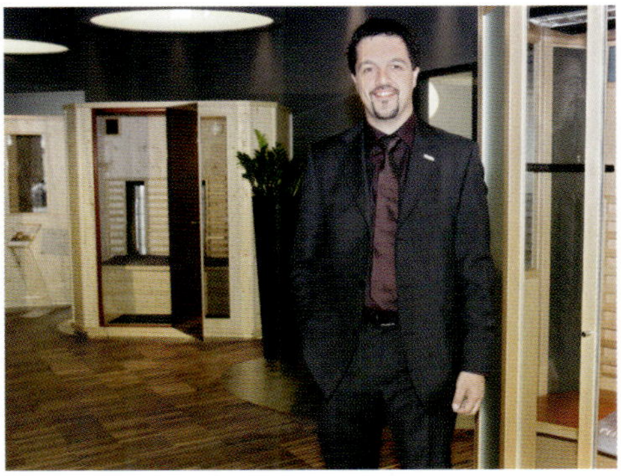

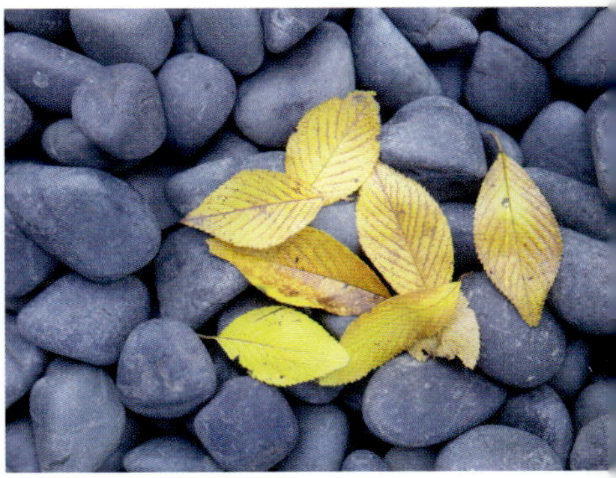

Mit DIVA-RELAX können Sie die gesundheitlichen Effekte Ihrer Physiotherm Infrarotkabine jetzt noch besser nutzen. 30 Minuten erholsames Ruhen auf der Wärmeliege – vor oder nach Ihrer Infrarot-Anwendung – verstärkt die positive Wirkung der Physiotherm Tiefenwärme. Selbstverständlich ist DIVA-RELAX auch ohne Infrarotkabine immer eine Wohltat für Körper, Geist und Seele.

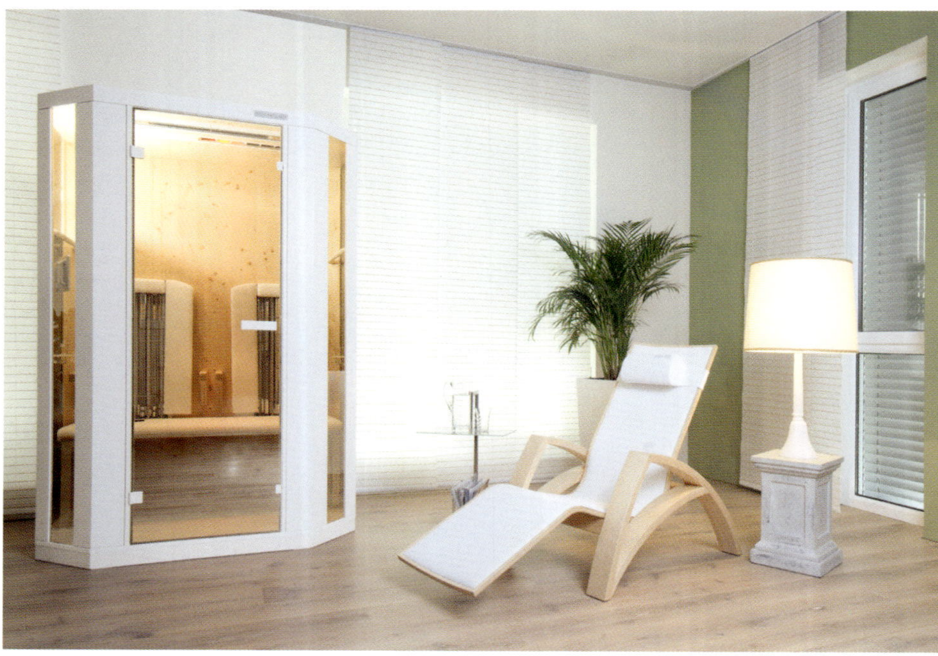

Die neue Wärmeliege DIVA-RELAX von Physiotherm mit der Infrarotkabine Ergo-Balance II deluxe Sonderedition Hademar Bankhofer.

Glossar

arteriovenöse Shunts – periphere Verbindungsgefäße zwischen den kleinsten Arterien und Venen in der Haut

Doppelblindstudie – wenn die Patienten und der behandelnde Mediziner nicht wissen, wer welche Substanz erhält (Versuchsperson und Versuchshelfer „blind“)

Einfachblindstudie – wenn die Patienten nicht wissen, welche Substanz (Kontrolle oder Verum) sie erhalten (Versuchsperson „blind“)

elektromagnetische Welle – die sich mit Lichtgeschwindigkeit ausbreitende Schwingung eines gekoppelten elektrischen und magnetischen Feldes. Dazu zählen die kosmische Strahlung, Gammastrahlung, Röntgenstrahlung, UV-Strahlung, sichtbares Licht, Infrarotstrahlung, Mikrowellenstrahlung, Radarstrahlung, Rundfunkstrahlung und Wechselstromfelder.

explorativ, Exploration – Erforschung, Nachforschung, Untersuchung

GCP-konforme Studie – „Good Clinical Practice“-Richtlinien bezeichnen die international anerkannten, nach ethischen und wissenschaftlichen Gesichtspunkten aufgestellten Regeln für die Durchführung von klinischen Studien.

Grundumsatz – jene Energiemenge, die der Körper bei völliger körperlicher Ruhe, bei Indifferenztemperatur und nüchtern zur Aufrechterhaltung seiner Funktion benötigt.

Indifferenztemperatur – die Außentemperatur, bei welcher der Grundumsatz ausreicht, um die Körpertemperatur konstant zu halten. Man spricht auch von Neutraltemperatur oder thermoneutraler Zone (30 – 36 °C).

Immunmodulation – Beeinflussung des Immunsystems durch pharmazeutisch wirksame Stoffe oder Anwendungen

kutiviszeral – Wirkung von der Haut aus auf die Eingeweide

monozentrisch – ein Testzentrum

Nanometer – Abkürzung: nm; entspricht einem Milliardstel eines Meters: 1 nm = 10^{-9} m

Perfusion Durchströmung des Gewebes zwischen den einzelnen Zellen

prospektiv – vorausschauend

randomisiert – nach dem Zufallsprinzip

schwitzen – die sichtbare Absonderung von Wasser durch die Poren der Haut. Es handelt sich dabei um einen Vorgang zum Senken der Körpertemperatur durch Verdunstungskälte. Die benötigte Wärme für diesen Vorgang wird dem Blut entzogen.

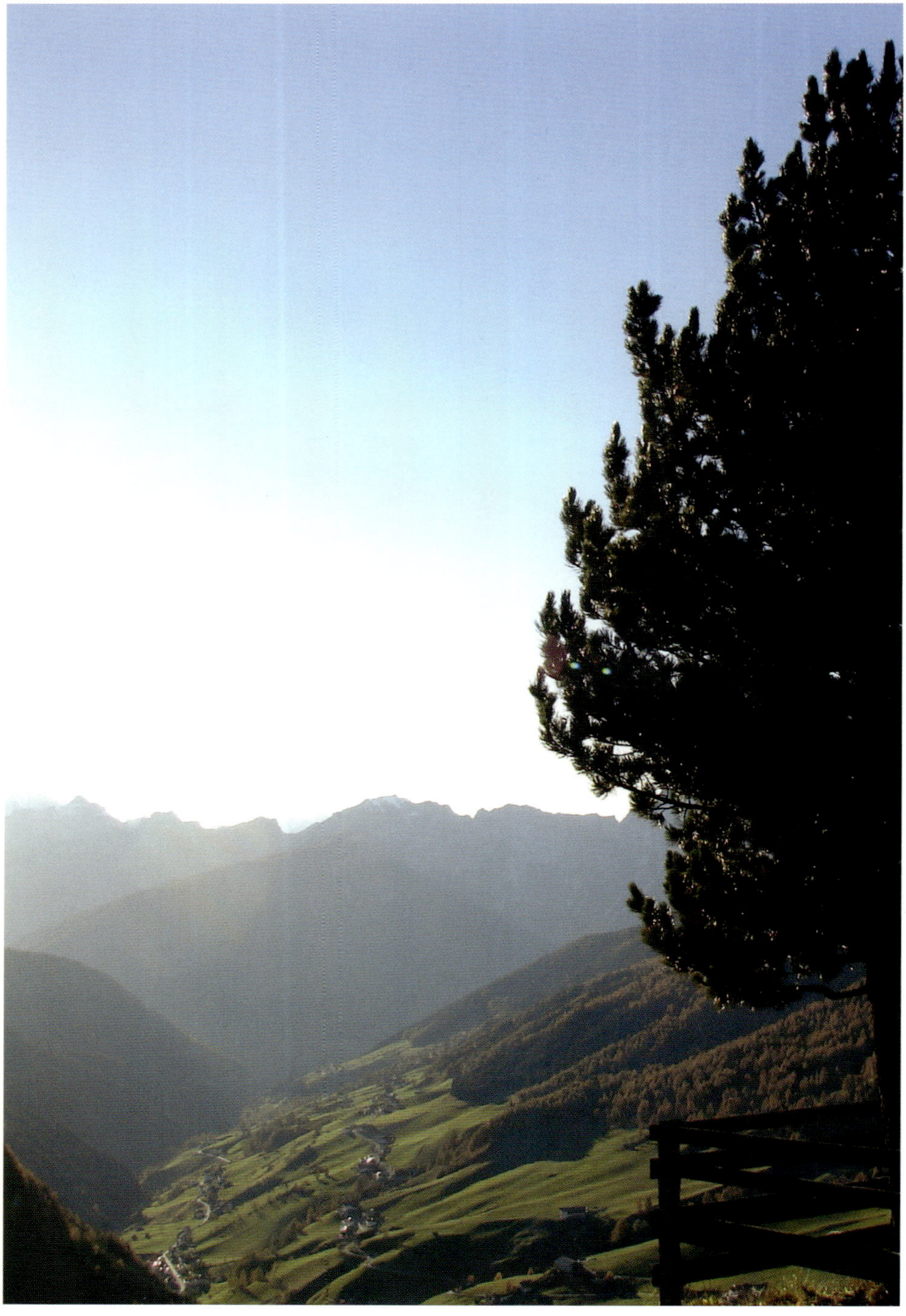

Notizen